Agathe Henneuse
Marie-Christine Boiteux-Vergnes

Le bilan de thrombophilie au diagnostic de LAL chez l'enfant

Agathe Henneuse
Marie-Christine Boiteux-Vergnes

Le bilan de thrombophilie au diagnostic de LAL chez l'enfant

Étude rétrospective au CHU de Bordeaux

Presses Académiques Francophones

Impressum / Mentions légales
Bibliografische Information der Deutschen Nationalbibliothek: Die Deutsche Nationalbibliothek verzeichnet diese Publikation in der Deutschen Nationalbibliografie; detaillierte bibliografische Daten sind im Internet über http:/dnb.d-nb.de abrufbar.
Alle in diesem Buch genannten Marken und Produktnamen unterliegen warenzeichen-, marken- oder patentrechtlichem Schutz bzw. sind Warenzeichen oder eingetragene Warenzeichen der jeweiligen Inhaber. Die Wiedergabe von Marken, Produktnamen, Gebrauchsnamen, Handelsnamen, Warenbezeichnungen u.s.w. in diesem Werk berechtigt auch ohne besondere Kennzeichnung nicht zu der Annahme, dass solche Namen im Sinne der Warenzeichen- und Markenschutzgesetzgebung als frei zu betrachten wären und daher von jedermann benutzt werden dürften.

Information bibliographique publiée par la Deutsche Nationalbibliothek: La Deutsche Nationalbibliothek inscrit cette publication à la Deutsche Nationalbibliografie; des données bibliographiques détaillées sont disponibles sur internet à l'adresse http://dnb.d-nb.de.
Toutes marques et noms de produits mentionnés dans ce livre demeurent sous la protection des marques, des marques déposées et des brevets, et sont des marques ou des marques déposées de leurs détenteurs respectifs. L'utilisation des marques, noms de produits, noms communs, noms commerciaux, descriptions de produits, etc, même sans qu'ils soient mentionnés de façon particulière dans ce livre ne signifie en aucune façon que ces noms peuvent être utilisés sans restriction à l'égard de la législation pour la protection des marques et des marques déposées et pourraient donc être utilisés par quiconque.

Coverbild / Photo de couverture: www.ingimage.com

Verlag / Editeur:
Presses Académiques Francophones
ist ein Imprint der / est une marque déposée de
OmniScriptum GmbH & Co. KG
Heinrich-Böcking-Str. 6-8, 66121 Saarbrücken, Deutschland / Allemagne
Email: info@presses-academiques.com

Herstellung: siehe letzte Seite /
Impression: voir la dernière page
ISBN: 978-3-8381-4729-1

Zugl. / Agréé par: Bordeaux, Université Victor Segalen, 2013

Copyright / Droit d'auteur © 2014 OmniScriptum GmbH & Co. KG
Alle Rechte vorbehalten. / Tous droits réservés. Saarbrücken 2014

TABLE DES MATIÈRES

TABLE DES MATIÈRES..2
LISTE DES ABRÉVIATIONS..5
LISTE DES TABLEAUX..7
LISTE DES FIGURES..9
INTRODUCTION..11
GÉNÉRALITÉS...12
I. La Leucémie Aiguë Lymphoblastique chez l'enfant 12
    I.1. Définition de la Leucémie Aiguë..12
    I.2. Facteurs de risque de Leucémie Aiguë...12
    I.3. Diagnostic de la Leucémie Aiguë Lymphoblastique (LAL)..................13
        I.3.A. Diagnostic clinique de la LAL..13
        I.3.B. Diagnostic biologique de la LAL..14
    I.4. Traitement de la LAL chez l'enfant..18

II. Les complications thrombo-emboliques veineuses dans la LAL.................20
    II.1. Généralités..20
    II.2. Epidémiologie des complications thrombo-emboliques veineuses dans la LAL..22
    II.3. Siège des thromboses dans la LAL de l'enfant....................................22
    II.4. Facteurs de risque de maladie thrombo-embolique veineuse................23
        II.4.A. Facteurs de risque thrombo-embolique veineux chez l'adulte..25
        II.4.B. Facteurs de risque thrombo-embolique veineux chez l'enfant...27
            II.4.B-1. Facteurs de risque thrombo-embolique acquis..............27
            II.4.B-2. Facteurs de risque thrombo-embolique

  constitutionnels..38

   II.4.B-3. Facteurs de risque thrombo-embolique mixtes...............39

III. Le bilan de thrombophilie..40

 III.1. Les paramètres du bilan de thrombophilie et leurs techniques de

 dosage...40

  III.1.A. Les inhibiteurs de la coagulation..40

  III.1.B. La résistance à la Protéine C activée et le Facteur V Leiden.....49

  III.1.C. La mutation G20210A du gène de la prothrombine...................51

  III.1.D. Le Syndrome des Anti-Phospholipides.....................................53

 III.2. Les normes et les variations acquises des inhibiteurs de la

 coagulation...56

  III.2.A. Les normes des inhibiteurs de la coagulation chez l'enfant.......56

  III.2.B. Les variations acquises des inhibiteurs de la coagulation..........59

ÉTUDE...61

 Introduction..61

 Matériels et méthodes 63

  1. Population étudiée ……………………………………………….…..63

  2. Recueil de données……………………………………………....….63

  3. Le bilan de thrombophilie………………………………….................65

  4. Traitement de la LAL……………………………………………..…66

  5. Techniques de dosage des paramètres biologiques…………....……66

  6. Analyse des données…………………………………………......…….75

 Résultats ……………………………………………………………………77

 Discussion…………………………………………………...….................98

CONCLUSION………………………………………………...…....……...110

ANNEXES………………………………………………………....……….111

ANNEXE 1 : Protocole FRALLE-A : préphase et induction……………........111
ANNEXE 2 : Protocole FRALLE-BT, groupe B : préphase et induction…..112
ANNEXE 3 : Protocole FRALLE-BT, groupe T : préphase et induction......113
ANNEXE 4 : Protocole INTERFANT-06 : préphase et induction… ….......114

RÉFÉRENCES BIBLIOGRAPHIQUES……………………………...…115
SERMENT D'HIPPOCRATE…………….……………………….…......123
RÉSUMÉ…………………………….…………………………......……125

Une pensée pour toi, Arnaud, petit ange, parti en juillet 1998 de cette maladie.

LISTE DES ABRÉVIATIONS

a : activé

Ac : anticorps

ACC : anticorps anticoagulant circulant ou lupus anticoagulant

Ag : antigène

AT : antithrombine

AVK : anti-vitamine K

BTH : bilan de thrombophilie

CD : cluster de différenciation

IIHBS : type II, heparin binding site

IIRS : type II, reactive site

IIPE : type II, pléïotrope

F : facteur

TEV : thrombo-embolique veineux

GEHT : Groupe d'Etude en Hémostase et Thrombose

HNF : héparine non fractionnée

HBPM : héparine de bas poids moléculaire

ISTH : International Society of Thrombosis and Hemostasis

LA : leucémie aiguë

LAL : leucémie aiguë lymphoblastique

LAM : leucémie aiguë myéloblastique

OMS : Organisation Mondiale de la Santé

PC : Protéine C

PCa : Protéine C activée

RPCa : résistance à la Protéine C activée

PS : Protéine S

SFH : Société Française d'Hématologie

STV : Sang Thrombose Vaisseaux

TCA : temps de céphaline activée
TFPI : tissue factor pathway inhibitor
TP : taux de prothrombine
TVP : thrombose veineuse profonde
VVC : voie veineuse centrale

LISTE DES TABLEAUX

Tableau 1. Marqueurs phénotypiques dans la LAL-B : 4 stades de différenciation (EGIL 1995) *16*

Tableau 2. Marqueurs phénotypiques dans la LAL-T : 4 stades de différenciation (EGIL 1995) *16*

Tableau 3: Facteurs de risque thrombo-embolique veineux chez l'adulte. *26*

Tableau 4: Facteurs de risque acquis de thrombose chez l'enfant (69) *28*

Tableau 5. Types de SAPL dans la population pédiatrique du registre international Ped-APS (32) *37*

Tableau 6 : Odds ratio des anomalies génétiques associées à un premier épisode ou à une récidive de thrombose veineuse chez l'enfant (34). *38*

Tableau 7: Types de déficits en antithrombine (40) *41-42*

Tableau 8: Types de déficits en Protéine C (43) *45*

Tableau 9: Types de déficits en Protéine S (46) *48*

Tableau 10: Critères diagnostiques actualisés du SAPL (52) *54*

Tableau 11: Normes des inhibiteurs de la coagulation chez le nouveau-né à terme, de 0 à 6 mois (Unités/ml) *57*

Tableau 12: Normes des inhibiteurs de la coagulation chez l'enfant et l'adulte (Unités/ml) *57*

Tableau 13: Normes des inhibiteurs de la coagulation chez l'enfant et l'adolescent (57). *58*

Tableau 14: Valeurs de référence des inhibiteurs de la coagulation (40) ... *58-59*

Tableau 15: Variations acquises des taux d'Antithrombine, de Protéine C et de Protéine S (60) *60*

Tableau 16: Types de tubes prélevés pour chaque analyse. *66-67*

Tableau 17: Caractéristiques des 104 patients de l'étude. *78*

Tableau 18: Anomalies du bilan de thrombophilie avant L-Asparaginase et contrôles des anomalies *79-80*

Tableau *19: Moyennes et écart-types des inhibiteurs de la coagulation dans notre population (n=104)*..82

Tableau *20: Moyennes et écart-types des inhibiteurs de la coagulation dosés après introduction de la L-Asparaginase (n=12)*..82

Tableau *21: Moyennes et écart-types des inhibiteurs de la coagulation dosés avant introduction de la L-Asparaginase (n=92)*..83

Tableau *22: Fréquences des mutations Leiden du gène du facteur V et G20210A du gène de la prothrombine*..84

Tableau *23: Bilan de thrombophilie chez les cinq patients ayant présenté une thrombose veineuse*..95-96

Tableau *24: Recommandations pour la réalisation du bilan de thrombophilie chez l'enfant et l'adolescent, selon l'ASH en 2008*..109

LISTE DES FIGURES

Figure 1. LAL chez un enfant de 4 ans (frottis sanguin) (SFH 2010)................15

Figure 2: Fréquence relative des thromboses veineuses chez l'enfant et l'adolescent (12). 21

Figure 3: Physiologie de l'hémostase-J.F.Schved-2007................24

Figure 4: Métabolisme de la L-Asparagine dans une cellule saine (24)............32

Figure 5: Comparaison du risque relatif d'évènement thrombotique veineux chez l'enfant atteint de LAL, dans différents sous-groupes d'études (15) 35

Figure 6: Risque relatif de thrombose veineuse chez l'enfant atteint de LAL et présentant au moins un facteur de risque génétique prothrombotique (15)........39

Figure 7: Mécanismes de régulation de la production de thrombine par les inhibiteurs physiologiques de la coagulation (37)................40

Figure 8: Les composants et réactions de la voie de la Protéine C (42)...........44

Figure 9: Techniques de dosage de la Protéine C (M.Alhenc-Gelas, Laboratoire d'Hématologie, HEGP) 46

Figure 10: Mécanisme principal de l'action anticoagulante des Protéines C et S (M.Alhenc-Gelas, Laboratoire d'Hématologie, HEGP)................47

Figure 11: Résistance à la Protéine C activée................50

Figure 12: Mutation G20210A du gène de la prothrombine (39). 52

Figure 13: Principe du dosage fonctionnel de la Protéine C par méthode colorimétrique. 70

Figure 14: Principe du dosage immunologique de la Protéine C, technique VIDAS® Protein C, bioMérieux................71

Figure 15: Patients inclus et patients exclus de notre étude................77

Figure 16: Corrélations entre l'âge et les taux d'AT, PS, PC activités. 85

Figure 17: Corrélations entre les taux de blastes sanguins et d'AT, PS, PC activités 85-86

Figure 18: Corrélations entre les taux de leucocytes et d'AT, PS,

PC activités 86

Figure 19: Corrélations entre les taux des D-Dimères et d'AT, PS,

PC activités 87

Figure 20 : Corrélations entre les taux de LDH et d'AT, PS, PC activités. 88

Figure 21: Corrélations entre l'uricémie et les taux d'AT, PS, PC activités. 88

Figure 22: Corrélations entre les taux de CRP et d'AT, PS, PC activités 89

Figure 23: Corrélations entre les taux de Fibrinogène et d'AT, PS,

PC activités 90

Figure 24: Corrélations entre les taux d'ASAT et d'AT, PS, PC activités 90-91

Figure 25: Corrélations entre les taux d'ALAT et d'AT, PS, PC activités. 91

Figure 26: Corrélations entre les taux de GGT et d'AT, PS, PC activités. 92

Figure 27: Corrélations entre les taux de PAL et d'AT, PS, PC activités. 92

Figure 28: Corrélations entre les taux de PS activité inférieurs à 60%,

de PC activité inférieurs à 70% et le TP 93

INTRODUCTION

La Leucémie Aiguë Lymphoblastique (LAL) est la pathologie maligne la plus fréquente de l'enfant (*1*). Elle s'accompagne d'un risque thrombo-embolique veineux important (*2*).

En effet, divers facteurs de risque de thrombose veineuse sont associés lors de LAL. Ces facteurs sont liés au patient, à la maladie elle-même, à la chimiothérapie, en particulier la L-Asparaginase, et à la présence de voie veineuse centrale (*2*).

D'autres facteurs de risque sont discutés. C'est le cas notamment de la thrombophilie biologique, c'est à dire la prédisposition biologique à la survenue de thromboses veineuses.

L'interprétation du bilan de thrombophilie est délicate, les inhibiteurs de la coagulation étant sensibles à de nombreux paramètres cliniques et biologiques. De plus, les normes des inhibiteurs de la coagulation sont différentes chez l'enfant et difficiles à adapter à cette population (*3*).

Les recommandations pour la réalisation du bilan de thrombophilie chez l'enfant atteint de LAL ne sont pas définies précisément. Ainsi, la prescription de ce bilan n'est souvent pas une pratique homogène des pédiatres hématologues.

Nous avons mené une étude descriptive, rétrospective et monocentrique, du bilan de thrombophilie au diagnostic de LAL chez l'enfant au CHU de Bordeaux, entre décembre 2008 et juin 2013.

Dans un premier temps, nous avons cherché à évaluer la réalisation du bilan de thrombophilie au diagnostic de LAL chez l'enfant. Puis, nous avons analysé les résultats des bilans de thrombophilie de notre population. Enfin, nous avons observé et décrit les événements thrombo-emboliques survenus au cours de la période d'étude.

GÉNÉRALITÉS

I. La Leucémie Aiguë Lymphoblastique chez l'enfant

I.1. Définition de la Leucémie Aiguë

D'après la définition de l'OMS en 2008, les leucémies aiguës constituent un ensemble d'hémopathies malignes caractérisées par l'expansion clonale dans la moelle osseuse de précurseurs de cellules sanguines bloqués à un stade précoce de leur différenciation, les blastes.

On distingue deux grands types de Leucémies Aiguës.
Les Leucémies Aiguës Myéloïdes, dont la fréquence augmente avec l'âge (médiane autour de 65 ans) et les Leucémies Aiguës Lymphoïdes.
Les Leucémies Aiguës Lymphoïdes sont plus fréquentes chez l'enfant; elles représentent 19% des cancers des moins de 20 ans, mais surviennent parfois chez l'adulte après 50-60 ans (*1*).

I.2. Facteurs de risque de Leucémie Aiguë

Les facteurs de risque de Leucémie Aiguë ne sont souvent pas connus.
Certains facteurs étiologiques sont néanmoins identifiés (*4, 5*):
- les anomalies génétiques : la trisomie 21, la maladie de Fanconi, le déficit en p53 ou syndrome de Li-Fraumani, l'ataxie-télangiectasie, le syndrome de Bloom,
- les chimiothérapies anti-cancéreuses,
- les radiations ionisantes post-natales, et l'exposition prénatale aux rayons X,
- certains toxiques : benzène et ses dérivés,
- certaines infections virales (Human T Lymphotropic Virus) et bactériennes (*5*)

I.3. Diagnostic de la Leucémie Aiguë Lymphoblastique (LAL)

I.3.A. Diagnostic clinique de la LAL

Le tableau clinique est variable. Il est lié à l'infiltration et à la prolifération des cellules blastiques, entrainant un syndrome d'insuffisance médullaire, associé ou non à un syndrome tumoral (6).

Le syndrome d'insuffisance médullaire se traduit le plus souvent par une pancytopénie.

Celle-ci peut s'accompagner de signes cliniques d'anémie, de signes infectieux ou d'une fièvre isolée, en rapport avec la neutropénie, et/ou d'un syndrome hémorragique cutanéo- muqueux, parfois extériorisé.

Le syndrome tumoral est souvent modéré dans la LAL et atteint les organes hématopoïétiques. Les adénopathies sont fréquentes, présentes dans 50 à 70% des cas. Elles sont périphériques, symétriques, non inflammatoires, ou médiastinales, parfois compliquées de compression d'organe, plutôt en faveur d'une LAL-T. Une splénomégalie est présente dans 50% des cas, parfois associée à une hépatomégalie, voire à une néphromégalie bilatérale, notamment dans les LAL-B.

Des atteintes extra-hématologiques peuvent aussi être observées, par envahissement du système nerveux central (méningite blastique, paralysie des nerfs crâniens), cutanéo-muqueuse (rare dans les LAL), cardiaque (péricardite blastique), oculaire, et testiculaire (présente dans 1% des cas au diagnostic, mais siège fréquent de rechute).

Des douleurs osseuses spontanées s'observent chez 20 à 30% des enfants. Elles prédominent aux diaphyses proximales, réveillées par la pression, pouvant entrainer une boiterie voire un refus de marcher chez le petit enfant. Elles peuvent être révélatrices, mais elles sont parfois source d'incertitude diagnostique si l'hémogramme est normal, non réalisé, ou mal interprété.

Enfin, quand l'hyperleucocytose est majeure (supérieure à 100 Giga/L), un syndrome de leucostase peut apparaître, principalement au niveau des capillaires cérébraux et pulmonaires, se manifestant par des troubles de conscience, des convulsions, une détresse respiratoire (6).

I.3.B. Diagnostic biologique de la LAL

- L'hémogramme est anormal. Il montre souvent une pancytopénie, parfois une bicytopénie, voire seulement une monocytopénie.
Le nombre de leucocytes total est variable, allant de la leucopénie à l'hyperleucocytose majeure, parfois supérieure à 100 G/L. La présence de blastes circulants dans le sang est fréquente, mais non systématique (6).

- Le myélogramme est indispensable pour confirmer le diagnostic et pour typer la leucémie, même en cas de blastose circulante. Chez l'enfant, il est pratiqué le plus souvent en épine iliaque, antérieure ou postérieure, sous sédation analgésique.
Le diagnostic de leucémie aiguë est posé si le pourcentage de blastes médullaires par rapport aux cellules nucléées est supérieur ou égal à 20% (6).

Les frottis médullaires, colorés au May-Grünwald Giemsa, permettent une étude cytologique et morphologique des blastes. Des colorations cytochimiques par la myéloperoxydase et l'estérase peuvent être réalisées, mettant en évidence les activités enzymatiques des blastes, négatives dans les LAL.

Les lymphoblastes sont des cellules de taille petite à moyenne, à haut rapport nucléo-cytoplasmique. Le noyau est souvent nucléolé avec une chromatine fine, de contours irréguliers, et le cytoplasme est non granuleux, montrant parfois quelques vacuoles (Figure 1).

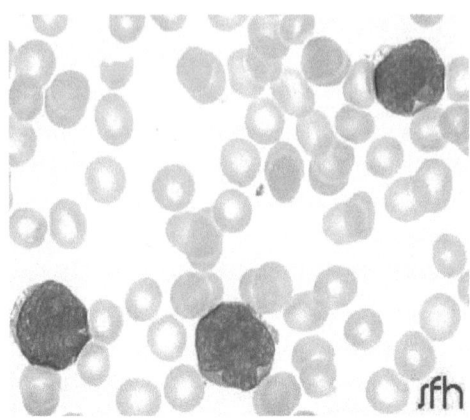

Figure 1. LAL chez un enfant de 4 ans (frottis sanguin) (SFH 2010)

- L'immunophénotypage étudie, par cytométrie en flux, l'expression des antigènes membranaires ou intra-cytoplasmiques, et confirme ainsi l'appartenance à une lignée, B ou T dans les LAL, et son degré de différenciation. Il a été pendant longtemps un marqueur pronostique important, mais aujourd'hui, la cytogénétique constitue le marqueur pronostique le plus fort.

La classification EGIL (European Group for the Immunological characterization of Leukemias), établie en 1995, reprend les stades normaux de maturation des cellules lymphoïdes dans la moelle osseuse et le thymus et classe les différents types de Leucémie Aiguë selon les antigènes détectés, appelés Cluster de Différenciation (CD) (Tableaux 1 et 2) (7).

Quatre-vingt cinq pour cent des LAL de l'enfant sont de la lignée B, caractérisée par la présence du CD19 (Tableau 1).

Les formes les plus fréquentes sont les formes B communes, ou pré-pré-B. Elles représentent 60% des LAL-B de l'enfant. Les cellules blastiques expriment le CD10 (antigène commun des LAL ou Common Acute Lymphoblastic Leukemia Antigen).

La forme pré-B représente 15 à 20% des cas : les blastes possèdent une chaîne lourde d'immunoglobuline intra-cytoplasmique.

Les LAL B matures, ou stade B IV de la classification EGIL, encore appelées leucémies de Burkitt, sont rares (1 à 2% des LAL B) : les cellules blastiques expriment des immunoglobulines de surface.

Enfin, les LAL pro-B, formes les plus immatures (CALLA négatif), sont rares.

Tableau 1. Marqueurs phénotypiques dans la LAL-B : 4 stades de différenciation (EGIL 1995)

	CD1/CD22/CD79a	CD10	Ig intra-cytoplasmique	Ig de surface
Pro-B (I)	+	-	-	-
Pré-pré-B (II) ou Commune	+	+	-	-
Pré-B (III)	+	+	+	-
B mature (IV)	+	+/-	+/-	+

Ig : immunoglobuline

Quinze pour cent des LAL de l'enfant sont de la lignée T (Tableau 2).

Tableau 2. Marqueurs phénotypiques dans la LAL-T : 4 stades de différenciation (EGIL 1995)

	CD3cy	CD7	CD2/CD5/CD8	CD1a+	sCD3/CD1a-
Pro-T (I)	+	+	-	-	-
Pré-T (II)	+	+	+	-	-
T Cortical (III)	+	+	+	+	-
T mature (IV)	+	+	+	-	+

CD3cy : marqueur CD3 cytoplasmique ; sCD3 : marqueur CD3 en surface

Certaines leucémies aiguës sont classées en Leucémies Aiguës à Phénotype Mixte lorsque les blastes présentent des marqueurs de différenciation de plusieurs lignées cellulaires (8).

- **Le caryotype médullaire** (ou sanguin si le nombre de blastes est suffisant). Il a une importance diagnostique, dans la classification OMS 2008, mais aussi et surtout pronostique. Son rôle est majeur dans la décision thérapeutique. Il est anormal dans plus de 50 % des cas, et montre alors des anomalies de nombre et/ou de structure.

Le recours à une technique de FISH (Fluorescence In Situ Hybridization) sur noyau interphasique, peut être intéressante en cas d'échec du caryotype ou pour rechercher une anomalie cryptique. Par exemple, la translocation t (12; 21) est présente dans 25% des LAL-B de l'enfant (75).

- **La biologie moléculaire** met en évidence les anomalies au niveau moléculaire, mutations ou translocations, et permet de suivre la maladie résiduelle au cours des différentes phases de traitement.

- **La ponction lombaire** recherche un envahissement méningé, qui se définit par la présence de plus de 5 éléments/mm3 dans le liquide céphalo-rachidien, dont des blastes, de mauvais pronostic.

-Un bilan biologique complet est réalisé à la recherche de certaines complications. Le bilan de coagulation recherche une Coagulation Intra-Vasculaire Disséminée (CIVD), par les dosages des paramètres suivants : TP, TCA, Fibrinogène, facteur V, associés au taux de plaquettes et au dosage des D-Dimères, PDF, ou Monomères de fibrine. La CIVD est plus fréquente dans les LAL hyperleucocytaires. Le bilan biochimique recherche un syndrome de lyse tumorale, qui s'accompagne d'augmentation des taux d'acide urique, de LDH, d'hyperkaliémie, hyperphosphorémie, hypocalcémie, pouvant aboutir à une insuffisance rénale. Une perturbation du bilan hépatique est possible, secondaire à l'infiltration hépatique par les cellules leucémiques (6).

I.4. Traitement de la LAL chez l'enfant

Le traitement des LAL représente l'une des premières réussites de la chimiothérapie. Chez l'enfant atteint de LAL, la survie sans événement à 5 ans est proche des 90 %, alors qu'elle ne dépassait pas les 1% dans les années 1960 (*9*). C'est aussi avec les LAL que sont apparus, dans les années 1960, des protocoles randomisés multicentriques, qui ont permis de grandes avancées en matière de recherche clinique.

Le traitement de la LAL chez l'enfant dure en moyenne 2 ans à 2 ans et demi.
Il comprend trois phases (*4*):

- Une <u>phase d'induction</u>, sous forme de chimiothérapie intensive, entraînant une aplasie d'au moins 2 à 3 semaines. Cette phase vise à obtenir un état de rémission, c'est-à-dire une disparition de certains signes cliniques et biologiques.
La rémission complète est définie par un hémogramme normal, avec une moelle de richesse normale et contenant moins de 5 % de blastes.
Cette rémission correspond à une diminution suffisante de la masse tumorale au niveau cytologique. Néanmoins, la maladie est souvent détectée par des techniques plus sensibles de biologie moléculaire (maladie résiduelle).
La plupart des polychimiothérapies à ce stade comportent de la Vincristine, des Anthracyclines et des corticoïdes, souvent associés à la L-Asparaginase. -
Une <u>phase de consolidation</u> puis d'intensification, qui permet d'éradiquer les cellules leucémiques résiduelles.   - Une <u>phase d'entretien</u>, qui dure en général 24 mois, et repose sur une chimiothérapie continue à faible dose.

Un traitement prophylactique des atteintes neuro-méningées peut être effectué par des injections intra-thécales de méthotrexate, dès l'âge de 1 an. La radiothérapie neuro-méningée est de moins en moins utilisée, car trop toxique (neurotoxicités aiguë et tardive, néoplasies radio-induites)(*5*).

En France, le protocole French Acute Lymphoblastic Leukemia ou FRALLE 2000, est utilisé en première intention chez l'enfant atteint de LAL de novo et âgé de plus de un an. Ce protocole existe sous deux versions différentes, le protocole FRALLE 2000-A, et le protocole FRALLE 2000-BT.

Le **protocole FRALLE 2000-A** est un protocole de traitement des LAL de novo, de lignée B et de risque standard, sans critère de gravité, chez l'enfant âgé de plus de 1 an et de moins de 10 ans (Annexe 1)

Le **protocole FRALLE 2000-BT** est réservé aux LAL de novo, de lignée B ou T, de risque élevé, chez l'enfant âgé de plus de 1 an, et chez l'adolescent ou jeune adulte, jusqu'à l'âge de 20 ans (Annexes 2 et 3).

Le protocole FRALLE-2000 comprend une préphase de traitement par corticothérapie durant 7 jours. Cette préphase permet d'évaluer la cortico-sensibilité de la Leucémie Aiguë, élément du pronostic particulièrement important, notamment dans les formes T. La phase d'induction débute le huitième jour, et associe la Dexaméthasone, la Vincristine, plus ou moins la Daunorubicine et/ou le Cyclophosphamide.

Des injections de L-Asparaginase sont réalisées, par voie intra-musculaire ou intra-veineuse, dès le 8ème jour (dans le protocole FRALLE 2000-BT) ou dès le 10ème jour (protocole FRALLE 2000-A) après initiation du traitement (Annexes 1, 2, 3).

Chez l'enfant de moins de un an, le protocole de traitement utilisé est le protocole INTERFANT-2006. Il comprend une préphase avec corticothérapie, puis la L-Asparaginase est introduite à J15 de l'initiation de la corticothérapie.

L'allogreffe de moelle osseuse est également une possibilité de traitement dans les cas de LAL à haut-risque ou réfractaires (5).

II. Les complications thrombo-emboliques veineuses dans la Leucémie Aiguë Lymphoblastique

II.1. Généralités

La maladie thrombo-embolique veineuse regroupe principalement les thromboses veineuses profondes et superficielles, et les embolies pulmonaires.

Les thromboses veineuses sont une cause fréquente de morbi-mortalité chez l'adulte mais elles sont rares chez l'enfant.

L'incidence annuelle de la thrombose veineuse dans la population générale adulte est de 5,6 à 16 cas pour 10000 patients (*10*).

Chez l'enfant de 1 à 18 ans, elle varie de 0,07 à 0,14 évènements pour 10 000 enfants dans la population pédiatrique générale, à 5,3 évènements pour 10 000 enfants admis à l'hôpital (*11*).

Cette incidence est supérieure chez le nourrisson de moins de un an ainsi qu'à l'adolescence, périodes plus à risque (Figure 2).

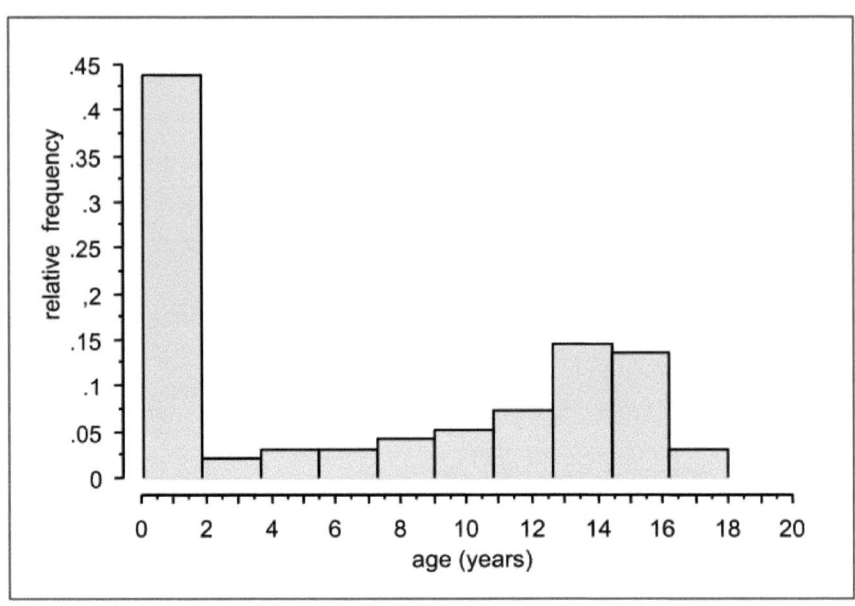

Figure 2: Fréquence relative des thromboses veineuses chez l'enfant et l'adolescent (*12*).

Chez l'enfant atteint de LAL, l'incidence de la thrombose veineuse augmente avec l'âge, sans pic d'incidence chez le nouveau-né. La période la plus à risque étant l'adolescence, entre 11 et 14 ans (*13*).

La survenue d'un événement thrombo-embolique est rarement idiopathique chez l'enfant. Un terrain pathologique favorisant sous-jacent est fréquemment retrouvé. C'est une complication reconnue dans la LAL, associée alors à une morbidité importante.

II.2. Epidémiologie des évènements thrombo-emboliques veineux dans la LAL de l'enfant

L'incidence des thromboses veineuses dans la LAL de l'enfant varie entre 0% et 36% selon les études (*2*).
Cette variation importante est liée à de nombreux facteurs, tels que la définition même de la thrombose, symptomatique ou asymptomatique, la méthode utilisée pour le diagnostic, clinique et/ou imagerie, le type d'analyse, prospective ou rétrospective. Le protocole de traitement, les molécules de chimiothérapie utilisées, la présence d'une voie veineuse centrale, la phase du traitement, ont aussi leur importance. Enfin, des caractéristiques propres à la population, comme l'âge ou les antécédents thrombo-emboliques personnels et familiaux, compliquent également la détermination de l'incidence des thromboses veineuses dans la LAL de l'enfant (*16*).

Entre 1997 et 1999, une étude de cohorte prospective a cherché à déterminer la prévalence des événements thrombotiques chez les enfants atteints de LAL, avec voie veineuse centrale et traités par L-Asparaginase (*14*).
Parmi les 60 patients, 22 patients (36,7%) ont présenté un événement thrombo-embolique veineux.
Cependant, ce taux de 36,7% prend en compte à la fois les thromboses veineuses symptomatiques mais aussi celles asymptomatiques (diagnostiquées par l'imagerie).
La prévalence des thromboses veineuses symptomatiques n'étant que de 5 % dans cette étude.

Dans une méta-analyse de 17 études prospectives, comprenant 1752 enfants atteints de LAL, réalisée par *V.Caruso et al.* en 2006, le taux d'incidence des thromboses symptomatiques, veineuses et artérielles cérébrales, était de 5,2% (95% CI: 4.2-6.4) (*15*).

Une étude américaine menée entre 1991 et 2008 chez 501 enfants, retrouve cette même incidence de 5% de thrombose veineuse symptomatique chez l'enfant atteint de LAL *(13)*.

II.3. Siège des thromboses dans la LAL de l'enfant

Les thromboses survenant lors de LAL sont majoritairement veineuses, parfois artérielles*(16)*.
Une revue publiée dans *Thrombosis Research* en 2003 par *Uma H. Athale et al.* fait le point sur les différentes publications à ce sujet entre 1966 et 2003, et rapporte que la majorité des évènements symptomatiques sont veineux *(17)*.

La méta-analyse de *V.Caruso et al.* en 2006 retrouve, pour un total de 91 événements thrombo-emboliques, 49% de thromboses du système nerveux central, 39% de thromboses veineuses hors système nerveux central, et 3% de thromboses de localisation non déterminée *(15)*. Parmi les thromboses du système nerveux central, la plupart sont des thrombophlébites cérébrales (26 patients sur 91 événements), plus fréquentes que les accidents vasculaires cérébraux (9 patients sur 91 événements). Les thromboses veineuses hors système nerveux central sont surtout situées au niveau des membres supérieurs, et sont principalement liées à la présence d'un cathéter veineux central (25 patients sur 91 événements).
Les autres événements, plus rares, sont des thromboses veineuses profondes des membres inférieurs, de rares thrombus dans l'oreillette droite, des embolies pulmonaires, des thromboses de la veine porte, et des thromboses superficielles.

II.4. Facteurs de risque de maladie thrombo-embolique veineuse

Les mécanismes de la thrombose veineuse ont été décrits pour la première fois par *Virchow* en 1856, qui proposait que la thrombose soit un événement secondaire à trois phénomènes : la stase sanguine, l'altération des parois vasculaires, et le rôle des facteurs de la coagulation et cellules sanguines (*18*).

La lésion vasculaire initiale déclenche une cascade de phénomènes vasculaires, regroupés sous le nom de « cascade de la coagulation », dont les principales étapes sont représentées dans la Figure 3.

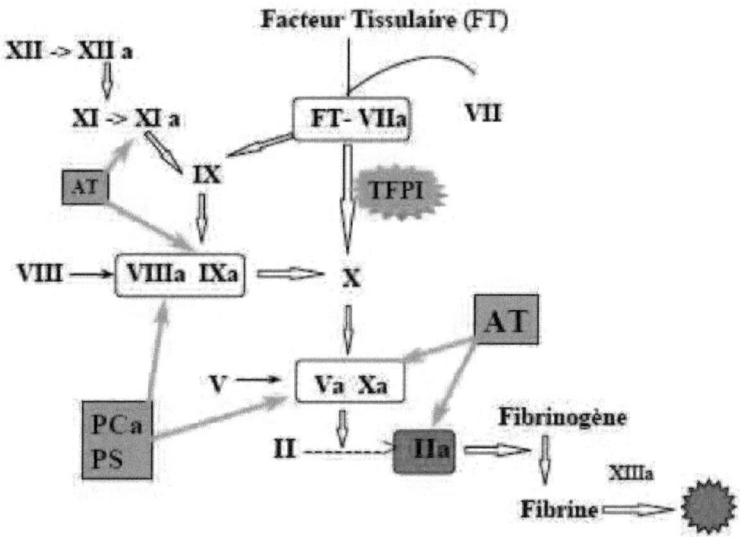

Figure 3 : Physiologie de l'hémostase-*J.F.Schved*-2007

La maladie thrombo-embolique veineuse est une affection complexe et multifactorielle, qui résulte de l'interaction entre des facteurs de risque cliniques et biologiques.
Ceux-ci peuvent être d'origine génétique ou acquise, et, isolément ou associés, ils constituent une prédisposition individuelle aux évènements thrombotiques veineux.

II.4.A. Facteurs de risque thrombo-embolique veineux chez l'adulte

Les facteurs de risque de thrombose veineuse chez l'adulte sont décrits dans le Tableau 3. Ces facteurs de risque peuvent être constitutionnels, acquis, ou mixtes *(60)*.

Tableau 3: Facteurs de risque thrombo-embolique veineux chez l'adulte.

Facteurs constitutionnels	Facteurs acquis	Facteurs mixtes
Déficit en Antithrombine	Age	Hyperhomocystéinémie
Déficit en Protéine C	Antécédent de maladie thrombo-embolique	Taux très élevés :
Déficit en Protéine S		- du facteur VIII
Résistance à la protéine C activée (mutation du gène du facteur V)	**Cancer**	- du facteur IX
	Chirurgie	- du facteur XI
	Immobilisation prolongée	- du TAFI
Mutation du gène du facteur II	(alitement > 72h, plâtre, attelle)	(Dysfibrinogénémie)
Dysfibrinogénémie	Traumatisme majeur : polytraumatisé, fractures multiples, lésion médullaire	
	Grossesse et post-partum	
	Traitements hormonaux : contraception oestro-progestative, traitement hormonal substitutif	
	Syndrome des anti-phospholipides	
	Syndromes myéloprolifératifs	
	Obésité	
	Insuffisance veineuse superficielle	
	Insuffisance cardiaque congestive	
	Cathéter central	
	Thrombopénie Induite à l'Héparine	

TAFI : Thrombin Activatable Fibrinolysis Inhibitor

II.4.B. Facteurs de risque thrombo-embolique veineux chez l'enfant

II.4.B-1. Facteurs de risque thrombo-embolique veineux acquis

Les évènements thrombo-emboliques veineux idiopathiques sont rares chez l'enfant. L'enquête étiologique retrouve souvent des circonstances cliniques favorisantes, associées ou non à un ou plusieurs facteurs de risque biologiques, acquis ou congénitaux.

Une étude de *U.Nowak-Gottl et al.*, publiée en 2013, rapporte les différents facteurs de risque thrombo-embolique acquis chez les nouveau-nés et enfants (Tableau 4) (*69*).

Tableau 4: Facteurs de risque acquis de thrombose chez l'enfant (*69*)

Examples for acquired risk factors associated with pediatric thromboembolism.

Perinatal diseases	Birth asphyxia Respiratory distress syndrome Infants of diabetic mothers Neonatal infections Necrotizing entercolitis Dehydration Congenital nephrotic syndrome Polycytemia
Medical interventions	Central lines (arterial or venous) Surgery Renal transplantation Immobilisation Plaster casts Extracorporeal membrane oxygenation
Acute diseases	Trauma Sepsis Dehydration Acute rheumatic diseases Neprotic syndrome Acute lymphoblastic leukemia
Chronic diseases	Malignancies Renal diseases Cardiac malformations Chronic rheumatic diseases Metabolic diseases
Drugs	E. coli asparaginase Prednisone Coagulation factor concentrates Heparins Antifibrinolytic agents Oral contraceptives Oral contraceptives and testosterone

Chez l'enfant atteint de LAL, d'autres facteurs de risque thrombo-embolique veineux se surajoutent à ceux présents dans la population pédiatrique générale. Ces facteurs de risque sont principalement liés au patient, à la maladie leucémique, à la chimiothérapie, et à la présence de voie veineuse centrale (*2*).

Ces facteurs de risque thrombotique veineux sont les suivants :

<u>L'âge et le sexe</u>

Il a été montré, par des études menées in vitro et in vivo, que les composantes du système hémostatique présentaient des variations notables en fonction de l'âge (*19*).
Ces variations s'expliquent notamment par une altération moindre des parois endothéliales de l'enfant par rapport à l'adulte, mais aussi par une génération de thrombine moins importante chez l'enfant que chez l'adulte (*20*).
Le rôle de l'âge dans la survenue de thrombose veineuse chez l'enfant a pendant longtemps été débattu. En effet, la gravité de la LAL étant souvent plus importante avec l'âge, les traitements utilisés et leurs posologies plus puissants et plus toxiques, le rôle indépendant de l'âge était difficile à établir.

Une étude publiée en 2011 par *Grace et al.*, réalisée chez 501 enfants âgés de 0 à 18 ans, montre que les enfants entre 11 et 14 ans présentent davantage de thromboses veineuses que les enfants plus jeunes, malgré des protocoles de traitements similaires (*13*).

L'influence du sexe sur la survenue de thrombose veineuse chez l'enfant n'est cependant pas démontrée (*16*).

<u>La maladie leucémique elle-même</u>

Depuis l'observation historique de *Trousseau* en 1865, de nombreuses études ont confirmé l'hypothèse d'une relation entre cancer et thrombose.
Les états cancéreux et leucémiques s'accompagnent d'une hypercoagulabilité, induite par les cellules tumorales, les thérapeutiques, les cathéters implantables, mais aussi

par certaines conséquences fréquentes de la maladie, telles que l'immobilisation, la dénutrition, les infections (*72*).

Au diagnostic de LAL chez l'enfant, la génération de thrombine est nettement augmentée, même si les causes de cette augmentation ne sont pas bien définies (*21*).
Une revue publiée en 2003 par *Athale et Chan et al.* rend compte des différentes études qui évaluent les paramètres de coagulation et de fibrinolyse au diagnostic de LAL chez l'enfant. Ces études montrent effectivement une augmentation de la génération de thrombine au diagnostic et durant les premiers mois de traitement. Cette génération de thrombine est secondaire à l'augmentation des marqueurs d'activation de la coagulation : complexes Thrombine-Antithrombine et D-Dimères, et à la diminution des inhibiteurs de la coagulation: antithrombine et inhibiteur de l'activateur du plasminogène (*17*).
Les mécanismes de cette hypercoagulabilité sont complexes. Ils reposent sur la synthèse de substances procoagulantes par les cellules tumorales, par l'activation endothéliale, plaquettaire (augmentation du taux de facteur vonWillebrand et de la P-sélectine), et des monocytes et macrophages. L'inflammation induite par la pathologie joue aussi un rôle, par l'augmentation des taux de TNF-alpha et d'Interleukine alpha (*72*).

Le type de LAL

Il semblerait que l'incidence des thromboses veineuses dans la LAL de l'enfant soit quatre fois supérieure dans les LAL à haut risque que dans les LAL à bas risque (*22*).
Les critères de LAL à haut risque étant les suivants: enfants âgés de moins de 1 an ou plus de 10 ans, une leucocytose supérieure à 50 Giga/l, lymphoblastes de type T, hypodiploïdie inférieure à 44 chromosomes, présence des transcrits de fusion BCR-Abelson ou MLL-AF4, maladie résiduelle supérieure à 1% après la phase d'induction de la chimiothérapie (*22*).

La chimiothérapie et la phase de traitement

A la différence des tumeurs solides chez l'adulte, les événements thrombo-emboliques veineux surviennent rarement au diagnostic des LAL.

Quatre-vingt dix pour cent des événements surviennent pendant la phase d'induction, et 10% pendant les phases d'intensification ou de consolidation (*23*).

Ceci se comprend aisément : le traitement est intense lors de l'induction, et la maladie encore très active, d'où une lyse lymphoblastique majeure.

Par la suite, le traitement devient moins intensif, la maladie mieux contrôlée, la lyse cellulaire est donc moins importante.

De plus, certaines thérapeutiques de chimiothérapie ont une forte influence sur le système hémostatique. C'est le cas notamment de la L-Asparaginase et des corticoïdes, qui ont une place prépondérante dans les protocoles de traitement des LAL de l'enfant.

- L'Asparaginase est une molécule majeure dans le traitement des LAL de l'enfant. Elle est isolée à partir de souches bactériennes d'Escherichia Coli ou d'Erwinia Coli, et peut-être utilisée sous forme native ou sous forme pégylée (*24*).

Elle a une action cytotoxique, par destruction d'un acide aminé essentiel pour les cellules leucémiques : l'Asparagine.

Elle catalyse la déamination de la L-Asparagine en Acide L-Aspartique, libérant de l'ammoniac (Figure 4). Cela provoque une baisse rapide du pool d'asparagine circulant.

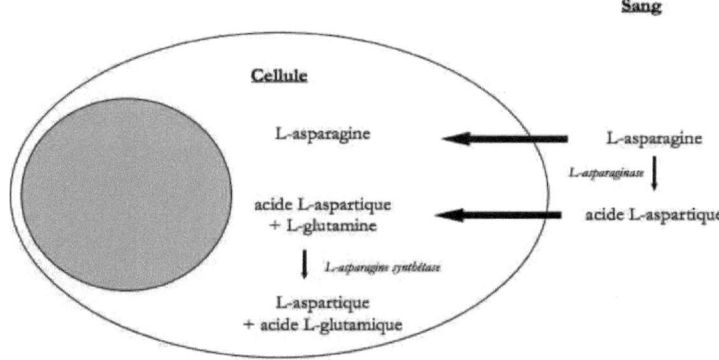

Figure 4: Métabolisme de la L-Asparagine dans une cellule saine (*24*)

Contrairement aux cellules normales, les cellules lymphoblastiques ne peuvent pas synthétiser l'asparagine. Elles exigent donc la présence d'asparagine plasmatique pour leur synthèse protéique et leur survie (*24*).

La L-Asparaginase présente plusieurs toxicités, notamment sur les protéines de la coagulation.

Elle entraine une baisse des inhibiteurs de la coagulation (Protéine C, Protéine S, antithrombine), de l'alpha-1-antitrypsine, des facteurs IX et X, mais aussi du fibrinogène et du plasminogène, par diminution de la synthèse hépatique de ces facteurs, et/ou par consommation (*24*).

L'antithrombine est la protéine dont le taux est le plus significativement diminué au cours du traitement pas L-asparaginase.

Une étude publiée en 2000 par *J.E.Bushman et al.* étudie les mécanismes biochimiques à l'origine de la déplétion sévère secondaire en antithrombine dans le traitement par Asparaginase (*25*).

Cette étude présente trois hypothèses différentes, suggérées dans la littérature, pour expliquer la diminution de l'antithrombine:

- diminution de l'antithrombine par coagulopathie de consommation. Dans ce cas, les taux de facteur V et des plaquettes seraient également abaissés,
- diminution de l'antithrombine par destruction enzymatique directe par l'Asparaginase,
- diminution de l'antithrombine par diminution de sa synthèse hépatique.

La troisième hypothèse semble être la plus acceptable.

En effet, même si les cellules saines possèdent une Asparagine synthétase, une déplétion profonde en Asparagine extra-cellulaire, secondaire à l'utilisation d'Asparaginase, ralentirait la synthèse protéique dans les cellules hépatiques. Ces dernières seraient donc partiellement dépendantes de la présence d'Asparagine extra-cellulaire.

Cette hypothèse permettrait également d'expliquer la diminution d'autres facteurs de la coagulation lors du traitement par Asparaginase (*25*).

Par ailleurs, le nombre de thromboses veineuses augmente avec la durée de traitement par L-Asparaginase. Mais il diminue, de façon paradoxale, avec l'augmentation des doses (*15*).

L'asparaginase dérivée d'Escherichia coli entraine davantage d'événements thrombotiques; cependant, son action antinéoplasique serait beaucoup plus puissante et efficace (*26*).

- <u>Les corticoïdes,</u> administrés régulièrement lors de l'induction, pour leur action anti- inflammatoire majeure.

Il n'existe que peu d'études des effets des corticoïdes sur l'hémostase.

De même que pour l'Asparaginase, la plupart des études ont été conduites dans un contexte de poly-chimiothérapie, rendant difficile leur interprétation.

La prednisolone entrainerait une élévation des taux de prothrombine, d'antithrombine, de facteur von Willebrand, de facteur VIII, et d'inhibiteur de l'activateur du plasminogène type 1, ainsi qu'une diminution de l'alpha 2 macroglobuline, du fibrinogène, du plasminogène (diminution de l'activateur tissulaire du plasminogène). Elle altèrerait aussi les fonctions plaquettaires. Ces perturbations favoriseraient un état d'hypofibrinolyse (*16*).

Le type de corticoïdes utilisés jouerait également un rôle.

Une étude historique montre que le risque de thrombose pendant l'induction est inférieur avec la dexaméthasone qu'avec la Prednisone. Cependant, les groupes étudiés ne sont pas strictement comparables, les effectifs de patients et la durée d'exposition étant différents (*27*).

La méta-analyse de *V.Caruso et al.* en 2006, ne retrouve pas de différence statistiquement significative de risque thrombo-embolique veineux selon le type de stéroïdes, pendant l'induction, mais pendant les phases de post-induction, où le risque est supérieur avec la Prednisone (*15*).

- L'administration concomitante de L-Asparaginase et de corticoïdes

L'utilisation concomitante d'Asparaginase et de corticoïdes est associée à une augmentation du taux d'événements thrombotiques veineux lors du traitement de la LAL (*28*).

- Les anthracyclines favorisent aussi la survenue de thromboses (6,1% de thromboses avec anthracyclines, versus 2,7% sans anthracyclines, p=0,05%) (*29*). Le type d'anthracyclines n'a que peu d'influence sur cette incidence.

La Figure 5 compare les risques relatifs de thrombose veineuse chez l'enfant atteint de LAL selon le traitement et la période de publication.

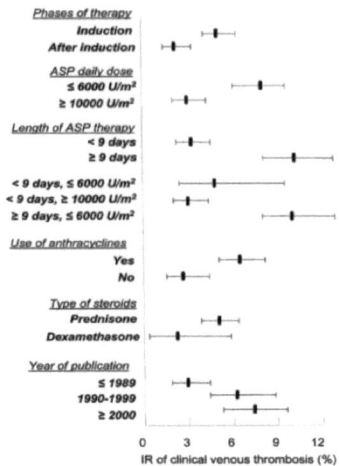

Figure 5 : Comparaison du risque relatif d'évènement thrombotique veineux chez l'enfant atteint de LAL, dans différents sous-groupes d'études (*15*)

Les voies veineuses centrales

Les voies veineuses centrales (VVC) constituent la première cause de thrombose veineuse chez l'enfant.

Or, leur utilisation est courante en hématologie car elles permettent de maintenir un accès veineux permanent chez les enfants atteints de LAL. Les VVC facilitent l'administration intra-veineuse de chimiothérapie, de traitements antalgiques, antiémétiques et autres, et permettent de préserver le capital veineux périphérique.

Les enfants atteints de LAL ont plus de risque de présenter une thrombose de VVC que les enfants atteints d'autres pathologies malignes (*23*).

Les thromboses veineuses sur VVC sont souvent asymptomatiques. Les auteurs *Athale et Chan* ont rapporté en 2003 une incidence de 30 à 50 % de thromboses de VVC détectées à la radiographie; seulement une minorité était symptomatique.

Les principales complications des thromboses de VVC sont l'embolie pulmonaire, la récidive, le syndrome post-thrombotique, et le décès (*17*).

Les VVC externes sont plus à risque que les VVC internes.

L'immobilisation, liée à l'hospitalisation pour cure de chimiothérapie, ou aux complications fréquentes de la chimiothérapie.

Le syndrome des anti-phospholipides

Le syndrome des anti-phospholipides (SAPL) est un syndrome caractérisé par l'association de manifestations cliniques et biologiques, dont les critères ont été définis par un consensus scientifique international (International Society of Thrombosis and Hemostasis) à Sapporo en 1998, réactualisés à Sydney en 2006.
Il est considéré comme l'une des pathologies acquises les plus pourvoyeuses d'évènements thrombo-emboliques, veineux et/ou artériels, et de fausses-couches spontanées.
En effet, le SAPL peut être primaire ou secondaire à une pathologie, le plus souvent auto-immune.

Le SAPL est rare dans la population pédiatrique, mais il existe, comme le montre une étude réalisée en 2002 sur 1000 patients européens atteints de SAPL : 2,8% des patients avaient moins de 15 ans *(30)*.

Il existe deux modes d'apparition des anticorps anti-phospholipides chez l'enfant : par transmission materno-fœtale (SAPL néonatal), ou par synthèse de novo *(31)*.
Un registre pédiatrique international (*Ped-APS registre*) des enfants atteints de SAPL a été initié en 2004, afin d'étudier avec précision les caractéristiques propres aux SAPL pédiatriques *(32)*. Ce registre de 133 enfants montre que, comme chez l'adulte, la moitié des SAPL de l'enfant est secondaire à une pathologie sous-jacente, souvent auto-immune, notamment le Lupus Erythémateux Systémique, et que l'autre moitié est primaire (Tableau 5).

Tableau 5. Types de SAPL dans la population pédiatrique du registre international Ped-APS (*32*)

TABLE 1 General Characteristics of Patients With Pediatric APS	
	No. (%) of Patients
Study cohort	121 (100.0)
Primary APS	60 (49.5)
APS associated with autoimmune disease	60 (49.5)
SLE	46 (38.0)
Lupus-like disease	4 (3.0)
Autoimmune thyroiditis	4 (3.0)
Rheumatic fever	2 (2.0)
Immune thrombocytopenic purpura	1 (1.0)
Hemolytic-uremic syndrome	1 (1.0)
Pauci-immune glomerulonephritis	1 (1.0)
Behçet disease	1 (1.0)
APS associated with malignant disease	1 (1.0)

A noter qu'il n'y a, dans cette cohorte pédiatrique, qu'un seul cas de SAPL associé à une pathologie maligne ; il s'agit ici d'un lymphome de Hodgkin.

L'étude *PARKAA* en 2003 retrouve un lien possible entre la survenue de thrombose veineuse chez l'enfant atteint de LAL et la présence d'anticorps anti-phospholipides, mais les effectifs de cette étude sont faibles (*14*).

En conclusion, il est difficile d'estimer l'actuelle prévalence du SAPL dans la population pédiatrique, encore moins chez l'enfant atteint de LAL, car les effectifs sont faibles et les études peu nombreuses.

II.4.B-2. Facteurs de risque thrombo-embolique veineux constitutionnels

Les facteurs de risque constitutionnels de thrombose veineuse sont les suivants (*33*):
- présence d'un déficit en inhibiteur de la coagulation : Antithrombine, Protéine C, Protéine S
- présence d'une mutation génétique : mutation Leiden du gène du facteur V, mutation G20210A du gène de la prothrombine.

Une revue systématique et méta-analyse publiée en 2008 dans la revue *Circulation* tente d'estimer l'impact de la thrombophilie congénitale sur la survenue du premier épisode et de récurrence de thrombose veineuse dans la population pédiatrique. Elle montre une association significative entre les anomalies du bilan de thrombophilie et la survenue de thrombose veineuse, premier épisode et récurrence. Cette association est d'autant plus marquée lorsque ces anomalies sont multiples, ou de type déficit en inhibiteurs de la coagulation (*34*) (Tableau 6).

Tableau 6 : Odds ratio des anomalies génétiques associées à un premier épisode ou à une récidive de thrombose veineuse chez l'enfant (*34*).

Genetic trait	First episode VTE	Recurrent VTE
Prothrombin 20210 (heterozygous)	2·63 (1·61–4·29) <0·0001	2·15 (1·12–4·10) 0·020
Factor V Leiden (heterozygous)	3·56 (2·57–4·93) <0·0001	0·77 (0·40–1·45) 0·42
Protein S deficiency	5·77 (3·07–10·85) <0·0001	3·76 (1·76–8·04) 0·0006
Protein C deficiency	7·75 (4·48–13·38) <0·0001	2·53 (1·3–4·92) 0·006
Antithrombin deficiency	8·73 (3·12–24·42) <0·0001	3·37 (1·57–7·20) 0·001
≥2 genetic traits	8·89 (3·43–23·06) <0·0001	4·91 (3·12–7·74) 0·0001

De la même façon, chez l'enfant atteint de LAL, le risque thrombo-embolique serait majoré par la présence de thrombophilie génétique sous-jacente.

La Figure 6 présente les résultats de la méta-analyse de *V.Caruso et al.* en 2006, évaluant le risque relatif de thrombose veineuse chez l'enfant atteint de LAL, et présentant au moins un facteur de risque génétique prothrombotique. En regroupant les résultats des cinq études, les auteurs montrent un risque relatif de 8,5 (IC95 : 4,4-17,4) en cas de thrombophilie biologique (*15*).

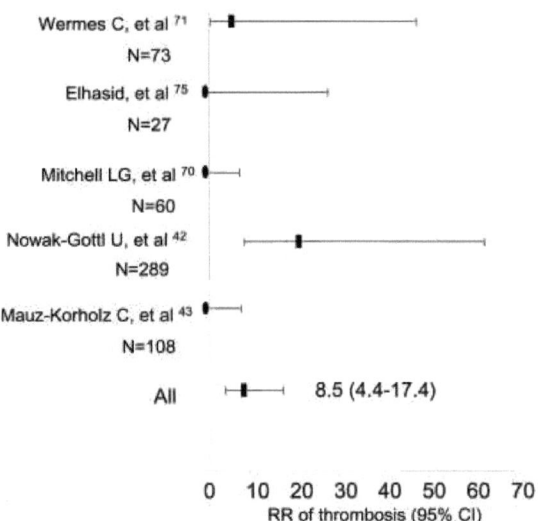

Figure 6 : Risque relatif de thrombose veineuse chez l'enfant atteint de LAL et présentant au moins un facteur de risque génétique prothrombotique (*15*)

II.4.B-3. Facteurs de risque thrombo-embolique veineux mixtes

Des anomalies comme l'élévation des taux de facteurs VIII, IX, XI, de Lipoprotéine (a), les dysfibrinogénémies, l'hyperhomocystéinémie, ne sont pas abordées dans ce travail, car elles sont rares et peu ou pas étudiées chez l'enfant. Les données disponibles sont insuffisantes pour formuler des recommandations (*36*).

III. Le bilan de thrombophilie

III.1. Les paramètres du bilan de thrombophilie et leurs techniques de dosage au laboratoire

III.1.A. Les inhibiteurs de la coagulation

Les inhibiteurs physiologiques de la coagulation, Antithrombine, Protéines C et S, permettent de réguler la génération de thrombine. Les mécanismes de cette régulation sont schématisés dans la Figure 7.

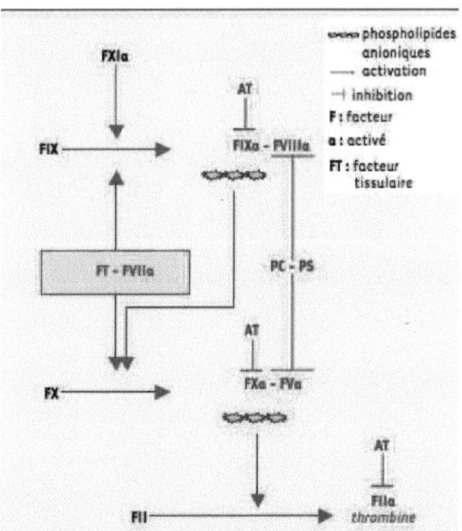

Figure 7: Mécanismes de régulation de la production de thrombine par les inhibiteurs physiologiques de la coagulation (37)

- **L'antithrombine (AT)**

L'antithrombine est l'inhibiteur physiologique principal de la coagulation. Elle appartient à la superfamille des serpines et est synthétisée par le foie.

Elle possède une activité inhibitrice, principalement sur la thrombine et sur le facteur Xa, mais aussi et moindre sur la plasmine, sur la kallikréine et sur les facteurs IXa, XIa, et XIIa.

L'activité de l'antithrombine est multipliée par 1000 par les glycosaminoglycanes de type héparane sulfate et héparines (*38*).

Le déficit constitutionnel en antithrombine a été la première thrombophilie biologique à être identifiée, en 1965.

La prévalence du déficit hétérozygote en antithrombine serait de 1/2000 à 1/5000 dans la population générale ; il est retrouvé chez 1 à 2 % des patients atteints de maladie thromboembolique veineuse primitive (*39, 40*).

Ce déficit serait associé à un risque de thrombose veineuse 5 à 50 fois plus élevé, et serait le facteur de risque le plus thrombogène.

Le déficit homozygote en antithrombine serait létal, même si de très rares cas de déficits homozygotes qualitatifs, par anomalie du site de liaison à l'héparine, ont été rapportés.

Plus de 200 mutations du gène SERPINC1 codant pour l'antithrombine ont été décrites (mutations faux-sens, insertions, délétions…), de transmission autosomale dominante (*41*).

Il existe deux grands types de déficits congénitaux en antithrombine (Tableau 7) :

Les déficits de type I, quantitatifs, les plus fréquents.

Les déficits de type II, qualitatifs, par anomalies du site réactif (Reactive Site), du site de liaison à l'héparine (HBS), ou encore des deux sites de liaison (effet pléiotropique PE) (*41*).

Tableau 7: Types de déficits en antithrombine (*40*)

Type de déficit	Type I	Type II		
		Reactive Site	Heparin Binding Site	Pléiotrope (IIPE)

		(IIRS)	(IIHBS)	
Activité cofacteur de l'héparine	↓	↓	↓	Limite
Activité progressive	↓	↓	N	Limite
Antigène	↓	N	N	Limite

Le risque thrombotique dépend du type de déficit. Pour exemple, le risque thrombotique du déficit de type IIHBS est bien inférieur au risque des déficits de type I ou IIRS.

Il est donc primordial de caractériser précisément le type de déficit, par différentes techniques de mesure (*40*):
- <u>le dosage « fonctionnel » de l'AT ou l'activité « cofacteur de l'héparine »</u>, qui évalue la capacité des deux sites fonctionnels de l'AT: le site de liaison à l'héparine, et le site d'inhibition des protéases.
  C'est la technique à réaliser en première intention (*38*).
- <u>le dosage « quantitatif », immunologique</u>, qui évalue la concentration plasmatique d'antithrombine.
- <u>la mesure de l'activité anticoagulante « pure » ou « progressive » (sans héparine)</u>, qui évalue la fonctionnalité du site réactif.

<u>Dosage de l'activité « cofacteur de l'héparine »</u>

Ce dosage est réalisé en première intention lors d'une suspicion de déficit en antithrombine.

Il évalue la capacité inhibitrice de l'AT sur la thrombine bovine ou sur le facteur X activé (FXa), ajoutés en excès et en quantité fixe, en présence d'un excès d'héparine.

Il se produit les réactions suivantes :
1) AT + Héparine (excès) ➔ (AT-Héparine)
2) (AT-Héparine) + Thrombine/FXa (excès) ➔ (AT-Hép-Thrombine/FXa) + (Thrombine/FXa résiduel)

3) (Thrombine/FXa résiduel)+ substrat chromogénique ➔ paranitroaniline (pNA)

La quantité résiduelle de thrombine ou de FXa est mesurée par son activité amidolytique sur un substrat synthétique chromogénique spécifique, libérant de la paranitroaniline (pNA), mesurée à une densité optique de 405 nm.

La coloration jaune de la pNA libre, lue à 405 nm, est inversement proportionnelle à la concentration d'antithrombine dans l'échantillon.

Les recommandations actuelles préconisent l'utilisation de thrombine bovine, et le temps d'incubation doit être court (30 secondes) (recommandations de l'ISTH 2008), afin d'augmenter la sensibilité de détection des différents variants.

<u>Dosage immunologique (ou antigénique), quantitatif</u>

Plusieurs techniques immunologiques sont disponibles: immunoélectrophorèse, immuno-diffusion radiale, immunoturbidimétrie.

<u>Dosage de l'activité pure ou progressive de l'AT</u>

L'Antithrombine a une activité antithrombine, comme son nom l'indique, mais qui est de faible puissance. Le dosage de son activité pure se fait en l'absence d'héparine. Elle consiste à évaluer la capacité de l'antithrombine à neutraliser une protéase cible, la thrombine ou le facteur X activé, ajoutée en excès.

Seul le site de fixation aux protéases est étudié ici, pas celui de la liaison à l'héparine. Ainsi, parmi les anomalies de type II, on peut distinguer le type IIHBS (activité progressive normale) du type IIRS (activité progressive basse).

- La Protéine C

La Protéine C (PC) est une glycoprotéine de 62 kDa, synthétisée par le foie en présence de vitamine K. Elle circule dans le plasma sous forme inactive. Elle est au centre d'un système physiologique inhibiteur de la coagulation, mais possède également des propriétés cytoprotectrices anti-inflammatoires et anti-apoptotiques (*42*).

La thrombine se lie à la thrombomoduline, qui est une glycoprotéine membranaire des cellules endothéliales vasculaires, et perd alors ses propriétés procoagulantes en même temps qu'elle active la Protéine C en Protéine C activée.
L'activation de la Protéine C est favorisée par sa liaison à l'Endothelial Protein C Receptor (EPCR), principal médiateur de son action cytoprotectrice, et au Protease Activated Receptor 1, autre récepteur membranaire endothélial (*42*) (Figure 8).
En présence de Protéine S, de calcium, de facteur V, et de phospholipides, la Protéine C activée protéolyse les cofacteurs de la coagulation Va et VIIIa, par clivage des Arginines en positions 306, 506, 679 du facteur Va, et des Arginines en positions 336 et 562 du facteur VIIIa (*43*).

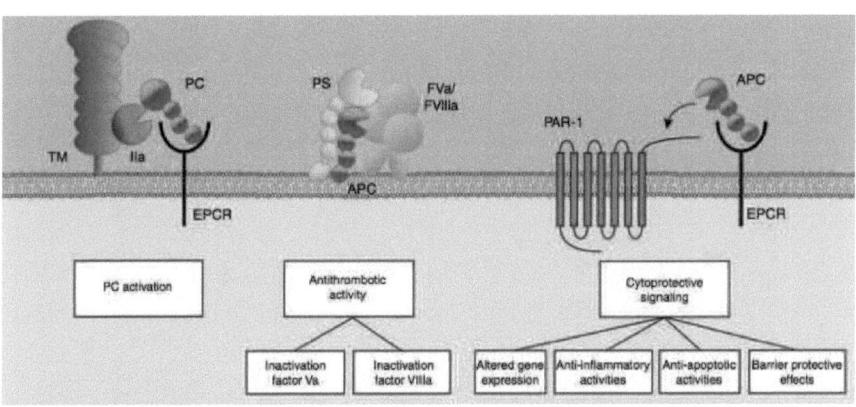

Figure 8 : Les composants et réactions de la voie de la Protéine C (*42*)

Le déficit constitutionnel en Protéine C est observé dans 0,2 % de la population générale, et chez 2,5 à 6% des patients ayant un antécédent de thrombose veineuse (*43*).
Il est hétérozygote le plus souvent, mais il existe de rares déficits homozygotes, à

l'origine de purpura fulminans chez le nouveau-né, ou de nécrose cutanée lors d'initiation d'un traitement par Anti-vitamines K.

L'origine de ces déficits est souvent liée à une mutation non-sens ou faux-sens du gène de la Protéine C : le gène PROC (*43*).

Deux types de déficits en Protéine C ont été identifiés : le type I, le plus fréquent, quantitatif, et le type II, qualitatif, présentés dans le tableau ci-dessous (Tableau 8).

Tableau 8: Types de déficits en Protéine C (*43*)

Type de déficit		PC activité anticoagulante chronométrique	PC antigène	PC activité amidolytique, chromogénique
Type I		↓	↓	↓
Type II	Anticoagulante (AC)	↓	Normal	Normal
	Amidolytique (AM)	↓	Normal	↓

Pour déterminer le type de déficit en Protéine C, plusieurs techniques de dosage sont utilisées.

<u>Dosage de l'activité de la Protéine C (GEHT)</u>

La mesure de l'activité de la Protéine C évalue l'activité catalytique de la Protéine C mais aussi ses capacités d'interaction avec les autres paramètres du système Protéine C-Protéine S. Elle nécessite d'activer préalablement la Protéine C, par un venin de serpent spécifique, le Protac®. La mesure peut être chronométrique ou chromogénique (*43*).

La technique chronométrique mesure l'allongement du TCA lié à la dégradation des facteurs Va et VIIIa par la Protéine C activée, dans un système où tous les autres facteurs de la coagulation sont présents, en concentration constante et en excès, à l'exception de la protéine C qui ne provient que du plasma à tester. Cette technique présente cependant un risque de nombreuses interférences. En effet, le taux de Protéine C peut être faussement abaissé lors d'une augmentation du facteur VIII, ou lors d'autres causes d'allongement du TCA, par présence d'un ACC lupique, d'un déficit en facteurs de la coagulation, d'une mutation Leiden du facteur V, ou encore de la présence d'héparine. C'est la technique de mesure recommandée en première intention car la seule capable d'identifier le type IIAc.

La technique chromogénique, colorimétrique, dose l'activité amidolytique de la protéine C sur un substrat synthétique chromogène. La Protéine C activée vient cliver le substrat chromogène. La coloration du milieu est proportionnelle à la quantité de Protéine C présente dans le plasma du patient (*43*).

Dosage immunologique de la Protéine C

Lorsque l'activité de la protéine C est abaissée, un dosage immunologique, de type ELISA, est effectué, mais moins performant (Figure 9).

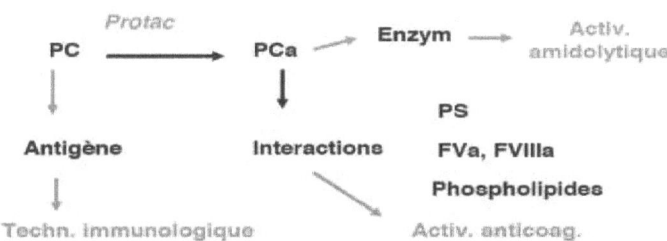

Figure 9: Techniques de dosage de la Protéine C (*M.Alhenc-Gelas*, Laboratoire d'Hématologie, HEGP)

- **La Protéine S**

Découverte à Seattle en 1977, la Protéine S (PS) est un inhibiteur physiologique de la coagulation, codée par le gène PROS1.

Elle est synthétisée majoritairement par le foie, de façon dépendante de la présence de vitamine K.

Une petite fraction de Protéine S est synthétisée par les cellules endothéliales vasculaires, les mégacaryocytes, les cellules cérébrales et les cellules de Leydig (*44*).

La protéine S (PS) existe sous deux formes : une forme libre active, environ 40% de la PS totale, et une forme liée à une protéine du système du complément C4bBP (C4b Binding Protein), environ 60% de la PS totale, inactive.

Elle joue le rôle de cofacteur de la Protéine C activée, dans l'inhibition des facteurs Va et VIIIa (Figure 10).

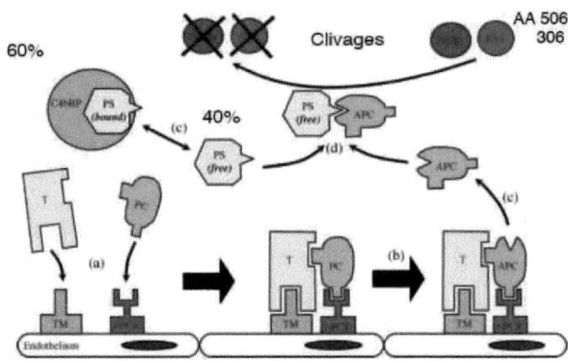

Figure 10: Mécanisme principal de l'action anticoagulante des Protéines C et S
(*M.Alhenc-Gelas*, **Laboratoire d'Hématologie, HEGP**)

Récemment, il a été décrit un rôle inhibiteur direct de la PS sur les facteurs Va, VIIIa et Xa, sans le concours de la Protéine C (*44*).

La PS serait également un cofacteur du Tissue Factor Pathway Inhibitor (TFPI) qui inhibe la voie exogène de la coagulation (*45*).

Enfin, elle jouerait un rôle dans les mécanismes de défense et dans la régulation du complément (*46*).

La fréquence du déficit en protéine S est de 0,3 à 0,13 % dans la population générale, et de 1 à 5 % chez les sujets aux antécédents de thrombose veineuse (*44*).

Il s'agit le plus souvent de déficits hétérozygotes, mais de rares cas de déficits homozygotes ont été décrits, associés à un tableau de purpura fulminans du nouveau-né (*44*).

On distingue trois types de déficits en protéine S, le type I étant le plus fréquent (Tableau 9).

Tableau 9: Types de déficits en Protéine S (*46*)

Type de déficit	PS activité	PS libre antigène	PS totale antigène	Incidence relative
I	↓	↓	↓	80 %
II	↓	Normal	Normal	0.1-5%
III	↓	↓	Normal	20%

Il est actuellement recommandé de doser en première intention la PS libre par une technique immunologique, associée à un dosage de l'activité de la PS comme cofacteur de la Protéine C activée (*40*).

Mesure de l'activité anticoagulante « cofacteur de la Protéine C activée (PCa)» de la Protéine S

La mise au point d'un dosage fonctionnel s'est avérée difficile, car la Protéine S n'a pas d'activité enzymatique propre. Elle agit en tant que cofacteur, du moins pour ce qui est de son activité avec la Protéine C.

Il n'a donc pas été possible de développer, comme pour la Protéine C, une technique de dosage simple de type « enzyme–substrat », avec mesure d'une réaction chromogénique.

Toutes les trousses actuelles de dosage de l'activité de la PS sont basées sur des mesures coagulométriques.

L'activité de la Protéine S comme cofacteur de la Protéine C activée est mesurée par l'effet anticoagulant exercé par le plasma du malade sur un plasma déplété en Protéine S, en présence d'une quantité fixe et déterminée de Protéine C activée, exogène ou produite dans le mélange à l'aide du Protac. Il s'agit d'un dosage chronométrique de la Protéine S dans le plasma à tester, par allongement du temps de coagulation, TQ ou TCA, du mélange.

<u>Dosage de la Protéine S libre (PSL) et de la Protéine S totale (PST)</u>

Les techniques de dosage de la Protéine S libre font appel à des anticorps monoclonaux spécifiques de la Protéine S libre.

L'ELISA sandwich et la méthode immuno-turbidimétrique sont les deux techniques utilisées.

Des particules de latex recouvertes d'anticorps monoclonal anti-Protéine S libre ou de C4b-BP vont capturer la Protéine S libre plasmatique.

On ajoute alors des particules recouvertes d'un autre anticorps qui reconnait la Protéine S. Cela provoque une agglutination, proportionnelle à la concentration de Protéine S libre dans le plasma.

Pour la Protéine S totale, il s'agit également de techniques immunologiques de type ELISA ou immuno-turbidimétriques.

III.1.B. La résistance à la Protéine C activée et le Facteur V Leiden

La résistance à la Protéine C activée (RPCa) a été décrite pour la première fois en 1993 par *Dahlbäck et al.* (47)

Elle est historiquement liée à la mutation ponctuelle Arg506Gln du gène du facteur V, par substitution du nucléotide de base azotée guanine, en position 1691 de l'exon

10, par une adénine, aboutissant à un facteur V muté (Leiden), ayant un acide aminé glutamine en position 506 à la place d'une arginine (*48*).
Or, l'arginine est un des sites de clivage de facteur Va par la Protéine C activée.
Quand la mutation est présente, l'inactivation du facteur V Leiden est beaucoup plus lente que pour un facteur V normal, ceci se traduisant par une génération excessive de thrombine (Figure 11).

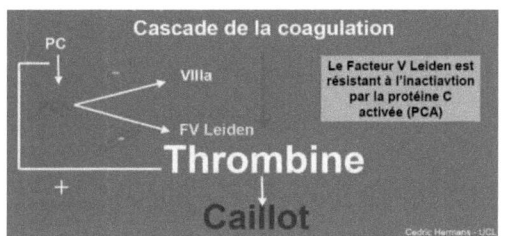

Figure 11: Résistance à la Protéine C activée

Le polymorphisme Leiden du facteur V est le facteur de risque génétique de thrombose veineuse le plus fréquent dans la population caucasienne, mais il est très rare dans les populations africaines et asiatiques. Sa fréquence moyenne est de 5 % dans la population générale, et de 20 à 40% chez les patients avec antécédent thrombotique veineux.
La fréquence des patients homozygotes a été évaluée à 0,02% dans la population générale (chez les Caucasiens).
Les porteurs du Facteur V Leiden ont un risque majoré de thrombose veineuse: le risque relatif est de l'ordre de 3 à 7 chez les sujets hétérozygotes (*49*).

Le polymorphisme Leiden du facteur V est responsable de la quasi-totalité des RPCA facteur V dépendantes d'origine génétique.
Néanmoins, il existe de rares cas de RPCa non associées au polymorphisme du Facteur V Leiden (10-15% des cas de RPCa), avec un risque thrombotique veineux. Leur origine peut être acquise, par altération des taux de certains facteurs de la

coagulation, ou génétique, comme les variants Facteur V Liverpool, Facteur V Hong-Kong, Facteur V Cambridge (*48*).

La RPCa est dépistée par mesure d'un temps de coagulation (Temps de Céphaline Activée) en présence ou non de protéine C activée. Un ratio (TCA+ Protéine C activée)/TCA est établi. La recherche de RPCa est positive lorsqu'il n'y a pas d'allongement significatif du TCA en présence de Protéine C activée.
Dans de nombreux tests aujourd'hui, le plasma du patient à tester est dilué dans du plasma déficient en facteur V (1 volume de plasma du patient pour 3 volumes de déficient en facteur V), afin d'éviter les nombreuses interférences de cette technique historique.
Ainsi, seule l'influence du temps de dégradation du facteur V du patient (dépendant de la présence ou non de la mutation Leiden) intervient sur le ratio, et la discrimination entre patients porteurs ou non de la mutation, est excellente (*50*).

Lorsque la recherche de RPCa est positive, un test de confirmation est réalisé pour rechercher le polymorphisme 1691 G>A de l'exon 10 du gène du facteur V en biologie moléculaire.

III.1.C. La mutation G20210A G>A du gène de la prothrombine

La prothrombine est la sérine protéase de la phase finale de la coagulation.
Elle est transformée en thrombine par la prothrombinase, complexe formé des facteurs Xa, Va, de phospholipides et de calcium. La thrombine transforme le fibrinogène en fibrine permettant la libération de monomères de fibrine, qui vont alors se polymériser, permettant la formation du caillot.
La thrombine exerce un grand nombre d'autres fonctions régulatrices.

La mutation G20210A du gène de la prothrombine entraine une augmentation importante de la production de prothrombine, d'environ 30%, ce qui favorise un état d'hypercoagulabilité.

Cette mutation est située dans la région 3'UTR (3'untranslated region ou région non traduite), en aval de la séquence codante du gène de la prothrombine. Cette région est une zone où le pré-ARNm est clivé et polyadénylé (l'extrémité 3'des ARNm présente un site de clivage endonucléotidique et de polyadénylation post-transcriptionnelle, indispensables à la maturation nucléaire des ARNm avant leur migration dans le cytoplasme) (*39*).

La substitution d'une guanine par une adénine confère à l'allèle muté une activité supérieure, avec une meilleure reconnaissance du site de clivage, et une accumulation plus importante d'ARNm mature dans le cytoplasme, aboutissant à une augmentation de la synthèse protéique (Figure 12).

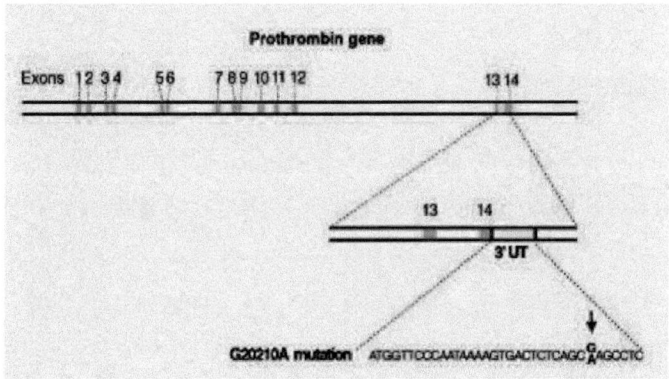

Figure 12 : Mutation G20210A du gène de la prothrombine (*39*).

La mutation G20210A du gène de la prothrombine est, en terme de fréquence, le deuxième polymorphisme génétique observé dans la thrombose veineuse. On la retrouve dans 2 à 3% de la population générale caucasienne (rare en Afrique et Asie), et chez 7% des patients ayant un antécédent thrombotique veineux (*51*).

Le risque thrombotique serait multiplié par 3-4 chez le sujet hétérozygote pour la mutation.

D'autres mutations du gène de la prothrombine existent, mais d'incidence faible dans la population caucasienne.

L'incidence des mutations Leiden du V et du gène de la prothrombine étant élevée dans les populations caucasiennes, la présence d'une double hétérozygotie n'est pas rare. Cette double hétérozygotie s'accompagne d'un risque thrombotique veineux supérieur à la simple somme des risques liés à chacune des deux mutations (*50*).

<u>Biologie moléculaire et recherche des mutations du facteur V Leiden et du facteur II</u>

La recherche des mutations des gènes des facteurs V et II obéit aux mêmes règles que tout test génétique. Ces règles sont définies dans un décret du Journal Officiel paru le 23 juin 2000 et insérées dans le Code de Santé Publique (livre Ier, titre VI, chapitre 1er).

Il existe aujourd'hui plusieurs dizaines de techniques différentes validées et adaptées au diagnostic de ces mutations. La plupart des méthodes actuellement utilisées par les laboratoires restent encore des techniques « maisons ».
Ces techniques sont fondées sur l'étude différentielle, dans un produit d'amplification entourant la mutation à rechercher, de la copie normale et de la copie mutée du gène, soit après une étape de séparation sur gel d'électrophorèse, soit par techniques en temps réel (*50*).

III.1.D. Le syndrome des anti-phospholipides

Le diagnostic de Syndrome des Anti-Phospholipides (SAPL) chez l'enfant est retenu lorsqu'au moins un critère clinique et un critère biologique sont présents.
Ces critères sont résumés dans le Tableau 10.

Tableau 10: Critères diagnostiques actualisés du SAPL (52)

Critères cliniques	1. Thrombose vasculaire : au moins un épisode clinique de thrombose artérielle, veineuse, ou de petits vaisseaux, quelque soit le tissu ou l'organe. (2. Complications obstétricales : critère valable chez l'adulte)
Critères biologiques	1. <u>Lupus Anticoagulant (LA)</u>: Présence dans le plasma d'un LA détecté sur 2 prélèvements à au moins 12 semaines d'intervalle, selon les recommandations de l'ISTH. 2. <u>Anticorps anti-cardiolipines</u>: Présence dans le sérum ou le plasma d'un anticorps anticardiolipine d'isotype IgG et/ou IgM, à des taux moyens à élevés (> 40 GPL ou MPL, ou > 99°percentile) et détectés sur 2 prélèvements séparés d'au moins 12 semaines, par un test Elisa standardisé selon les recommandations européennes 3. <u>Anticorps anti-Bêta2GP1</u>: Présence dans le sérum ou le plasma d'anticorps anti-Bêta2GP1 d'isotype IgG et/ou IgM, à des taux > 99°percentile et détectés sur 2 prélèvements séparés d'au moins 12 semaines, par un test Elisa standardisé selon les recommandations européennes. 4. <u>Pas plus de 5 ans entre 2 détections</u>

Les auto-anticorps reconnaissent les phospholipides anioniques (cardiolipine, phosphatidylsérine) associés à des protéines plasmatiques appelées cofacteurs et qui sont impliquées dans les voies de l'hémostase (Bêta-2-Glycoprotéine I, Protéine C, Protéine S, Prothrombine).

Ces anticorps peuvent être mis en évidence par des tests de coagulation (anticoagulants circulants de type lupique, ou Lupus Anticoagulant), ou par des tests de type Immuno-Enzymatique pour les anticorps anticardiolipine et les anticorps anti-bêta-2-glycoprotéine I.

La recherche de Lupus Anticoagulant par les tests de coagulation se déroule en 4 étapes principales, selon les Recommandations ISTH 2009 (*53*) :

1- Tests de dépistage

Cette première étape recherche un allongement d'un temps de coagulation.

Il est recommandé d'utiliser deux tests fondés sur des principes différents.

- Test au venin de vipère Russell (dRVVT) en 1ère intention, pour sa spécificité vis-à-vis des Lupus Anticoagulant β2GP1-dépendants. Par activation directe du facteur X, il court-circuite le facteur VII, les facteurs de la phase contact, les facteurs VIII et IX,

- TCA sensibilisé, utilisant de la silice comme activateur et une faible concentration en phospholipides.

2- Test de mélange

L'objectif est de montrer l'absence de correction du temps de coagulation si l'allongement est dû à un inhibiteur.

Le test de mélange utilise un pool de plasmas normaux dont la préparation a été spécifiquement validée pour la recherche de Lupus Anticoagulant. Il est soit préparé au laboratoire, après double centrifugation, soit commercial, congelé ou lyophilisé.

3- Test de confirmation

Il recherche une dépendance aux phospholipides des anticorps, par enrichissement du milieu en phospholipides.

4- Elimination des autres causes d'allongement du TCA, comme un déficit en facteurs de la voie endogène, la présence d'anticorps anti-VIII ou d'héparine dans le prélèvement.

III.2. Les normes et les variations acquises des inhibiteurs de la coagulation

III.2.A. Les normes des inhibiteurs de la coagulation chez l'enfant

Le système hémostatique évolue avec l'âge.

Cette notion d'« hémostase développementale » a été introduite en 1987 par *Maureen Andrew*, qui publie dans *Blood* un article sur le développement du système de coagulation chez l'enfant (*54*).

Ces différences dans le système hémostatique sont, en partie, liées à l'immaturité hépatique de l'enfant.

Des études récentes ont montré que des changements dans le niveau de transcription de l'ADN pourraient contribuer aux modifications des taux des paramètres de l'hémostase. L'étude du rôle des micro-RNAs, qui fonctionnent comme régulateurs de l'expression génétique au niveau post-transcriptionnel, pourrait enrichir cette hypothèse (*3*).

Les normes des paramètres de la coagulation sont donc différentes selon l'âge, et la plupart d'entre-elles proviennent d'études historiques réalisées par *Maureen Andrew et al.* de 1987 à 1992. Ces résultats sont répertoriés dans les tableaux 11 et 12 ci-dessous.

Pour les enfants nés à terme et de moins de 6 mois, les normes des inhibiteurs de la coagulation sont rapportées dans le Tableau 11 (55).

Tableau 11: Normes des inhibiteurs de la coagulation chez le nouveau-né à terme, de 0 à 6 mois (Unités/ml)

Inhibitors	Day 1 (n)	Day 5 (n)	Day 30 (n)	Day 90 (n)	Day 180 (n)	Adult (n)
AT-III	0.63 ± 0.12 (58)	0.67 ± 0.13 (74)	0.78 ± 0.15 (66)	0.97 ± 0.12 (60)*	1.04 ± 0.10 (56)*	1.05 ± 0.13 (28)
Protein C	0.35 ± 0.09 (41)	0.42 ± 0.11 (44)	0.43 ± 0.11 (43)	0.54 ± 0.13 (44)	0.59 ± 0.11 (52)	0.96 ± 0.16 (28)
Protein S	0.36 ± 0.12 (40)	0.50 ± 0.14 (48)	0.63 ± 0.15 (41)	0.86 ± 0.16 (46)*	0.87 ± 0.16 (49)*	0.92 ± 0.16 (29)

Les normes chez l'enfant entre 1 et 16 ans sont les suivantes (56) :

Tableau 12: Normes des inhibiteurs de la coagulation chez l'enfant et l'adulte (Unités/ml)

Coagulation Inhibitors	Age			
	1 to 5 yr Mean (boundary)	6 to 10 yr Mean (boundary)	11 to 16 yr Mean (boundary)	Adult Mean (boundary)
ATIII (U/mL)	1.11 (0.82-1.39)	1.11 (0.90-1.31)	1.05 (0.77-1.32)	1.0 (0.74-1.26)
Protein C (U/mL)	0.66 (0.40-0.92)*	0.69 (0.45-0.93)*	0.83 (0.55-1.11)*	0.96 (0.64-1.28)
Protein S Total (U/mL)	0.86 (0.54-1.18)	0.78 (0.41-1.14)	0.72 (0.52-0.92)	0.81 (0.60-1.13)
Free (U/mL)	0.45 (0.21-0.69)	0.42 (0.22-0.62)	0.38 (0.26-0.55)	0.45 (0.27-0.61)

Cependant, les automates, les réactifs et les techniques de dosage ont changé en 20 ans ; ces normes historiques ne peuvent logiquement plus être utilisées dans les laboratoires d'analyses médicales modernes.

En pédiatrie, la difficulté d'obtenir des cohortes représentatives en nombre de patients explique que ces valeurs de références sont le plus souvent tirées de la littérature, après analyse de la technique utilisée par l'auteur. De plus, pendant longtemps, des questions éthiques ont interdit l'utilisation de données et de prélèvements sanguins de nouveaux-nés et enfants dans des études.

Néanmoins, quelques études plus récentes ont tenté d'établir des normes de coagulation chez l'enfant. Une étude thaïlandaise a été la première à établir en 2012 des valeurs de référence pour les marqueurs de thrombose chez l'enfant, adaptées aux techniques modernes de dosage de ces marqueurs (Tableau 13).

Tableau 13: Normes des inhibiteurs de la coagulation chez l'enfant et l'adolescent (*57*).

Test	Children				Adults
	Age < 1 year (n = 18)	Age 1-5 year (n = 30)	Age 6-10 year (n = 38)	Age 11-16 year (n = 41)	(n = 30)
Protein C activity (%)					
Mean	75.6**	101.6*	103.9*	118.2	120.7
Range	(31.4 - 119.8)	(65.2 - 138.0)	(61.3 - 146.5)	(77 - 159.4)	(75.3 - 166.1)
Protein C antigen (%)					
Mean	63.0*	81.8	82.0	89.1	90.7
Range	(28.4 - 97.6)	(53.2 - 110.4)	(53.2 - 110.8)	(63.3 - 114.9)	(56.1 - 125.3)
Total protein S (%)					
Mean	93.9*	113.7	113.3	115.2	115.3
Range	(50.1 - 137.7)	(69.5 - 157.9)	(58.7 - 167.9)	(70.6 - 159.8)	(67.9 - 162.7)
Free protein S (%)					
Mean	94.1	97.5	95.9	107.6	110.4
Range	(58.1 - 130.1)	(46.3 - 148.7)	(47.9 - 143.9)	(66.6 - 148.6)	(53.4 - 167.4)
Antithrombin III (%)					
Mean	94.6*	106.5	105.1	104.2	103.8
Range	(75.2 - 114.0)	(87.3 - 129.7)	(89.3 - 120.9)	(85.6 - 122.8)	(82.2 - 125.4)

(Les résultats obtenus dans cette population asiatique sont à utiliser avec précaution dans une population caucasienne).

Enfin, les normes utilisées et recommandées en France en 2009 par l'organisation Sang Thrombose Vaisseaux sont résumées dans le tableau 14, ci-dessous :

Tableau 14: Valeurs de référence des inhibiteurs de la coagulation (*40*)

	Valeurs normales adulte	Valeur moyenne Naissance (*54*)	Délai d'atteinte des taux adultes

Antithrombine	80-120%	63%	Normalisation des taux en 7-12 mois
Protéine C(*56*)(*58*)	70-140%	35%	Valeur se normalisant vers l'âge de 15 ans ou avant
Protéine S (*44*)	Homme : 60-140% Femme jeune : 50-55% Femme ménopausée : 55-60%	12-60%	Valeur adulte dès l'âge de six mois

Ainsi, il est fondamental d'établir des normes de référence pour chaque classe d'âge, des normes globales, et des normes réajustées par chaque laboratoire en fonction de la technique utilisée (*59*).

Ces normes sont la base du diagnostic précis d'une éventuelle anomalie biologique de la coagulation, indispensable pour une prise en charge adaptée.

III.2.B. Les variations acquises des taux d'inhibiteurs de la coagulation

De nombreux paramètres doivent être pris en considération lors de l'interprétation d'un déficit en inhibiteur physiologique de la coagulation.

En effet, il est indispensable d'éliminer toutes les causes possibles de déficits acquis en inhibiteurs (Tableau 15).

Tableau 15: Variations acquises des taux d'Antithrombine, de Protéine C et de Protéine S (*60*)

	Antithrombine	Protéine C	Protéine S
Oestrogènes (grossesse, contraception oestro-progestative, traitement hormonal substitutif)	↓ (fin de grossesse, inconstant, 10-20%)	N (ou↑)	↓↓ (par diminution de la PS libre)
Insuffisance hépatocellulaire aigüe ou chronique	↓	↓	(↓)
Syndrome néphrotique	↓	↓ ou N	↓ ou N
CIVD, phase aiguë de thrombose	↓	↓	(↓) ou N
Sepsis sévère	↓	↓	↓
Varicelle, VIH	N	N	↓
Anti-Vitamines K, déficit en vitamine K	N	↓↓	↓↓
Héparine non fractionnée, Innohep	↓ (-20%)	N	N
L-Asparaginase	↓↓	↓	↓
Hémolyse, plasmaphérèse	↓	↓	↓
Auto-anticorps anti-PS, anti-PC, SAPL	N	↓	↓

↓ : taux diminué ; ↑ : taux augmenté ; N : taux non perturbé

ÉTUDE

LE BILAN DE THROMBOPHILIE AU DIAGNOSTIC DE LEUCÉMIE AIGUË LYMPHOBLASTIQUE CHEZ L'ENFANT:
ÉTUDE RÉTROSPECTIVE AU CHU DE BORDEAUX,
DE DÉCEMBRE 2008 À JUIN 2013.

INTRODUCTION

L'incidence des complications thrombo-emboliques veineuses chez l'enfant atteint de LAL est élevée et concerne près de 5% des patients, pour les thromboses veineuses symptomatiques.
De nombreux facteurs de risque thrombotiques veineux se surajoutent lors d'une LAL. Ils peuvent être liés au patient, à la maladie leucémique elle-même, au traitement, à la présence de voie veineuse centrale.
Ce risque thrombotique veineux pourrait être majoré lors de thrombophilie biologique sous-jacente.
Ainsi, un bilan de thrombophilie est souvent prescrit lors du diagnostic de LAL chez l'enfant, mais il n'est pas systématique, les recommandations n'étant pas claires, l'impact de la thrombophilie sur la survenue de thrombose veineuse étant discuté chez l'enfant.

L'interprétation du bilan de thrombophilie est délicate. Elle doit s'accompagner d'une prise en considération de nombreux paramètres, biologiques, cliniques, et bibliographiques.

Nous avons réalisé une étude descriptive, rétrospective et monocentrique, du bilan de thrombophilie au diagnostic de LAL chez 109 enfants, au pôle pédiatrique du CHU de BORDEAUX-site Pellegrin, entre le premier décembre 2008 et le trente juin 2013.

Dans un premier temps, nous avons cherché à évaluer la réalisation du bilan de thrombophilie chez l'enfant atteint de LAL. Puis, nous avons analysé les résultats des bilans de thrombophilie effectués dans notre population. Nous avons ensuite recherché des corrélations entre les taux des inhibiteurs de la coagulation et certains paramètres biologiques et cliniques. Enfin, nous avons observé et décrit les événements thrombo-emboliques survenus au cours de la période d'étude.

MATÉRIELS ET MÉTHODES

1. POPULATION ÉTUDIÉE

La population étudiée comprenait tous les enfants pour lesquels le diagnostic de LAL a été porté, entre décembre 2008 et juin 2013, au pôle pédiatrique du CHU de BORDEAUX-site Pellegrin.

Les patients atteints de Leucémie Aigüe à phénotype mixte ou de Leucémies-lymphomes de Burkitt ont été exclus de l'étude, car les protocoles de traitement étaient différents.

Les patients pour lesquels le diagnostic a été fait au CHU de BORDEAUX mais qui ont été rapidement transférés dans leurs villes d'origine respectives, ainsi que les patients pour lesquels aucune des données nécessaires à l'étude n'étaient disponible, ont également été exclus de l'étude.

2. RECUEIL DE DONNÉES

L'extraction des données a été réalisée à partir du support informatique du CHU de BORDEAUX.

La liste des enfants diagnostiqués LAL a été obtenue d'après la base Access® du laboratoire d'hématologie de l'hôpital du HAUT-LÉVÊQUE à PESSAC.

Les informations cliniques et administratives ont été obtenues à partir du Dossier Médical Patient DxCare®.

Les données biologiques ont été recueillies à partir du logiciel informatique du laboratoire d'hématologie Synergy®.

L'ensemble de ces données a été regroupé dans un tableur Excel® permettant leur analyse statistique.

Ainsi, pour chaque patient, les données cliniques et biologiques suivantes ont été répertoriées :

Informations sur le patient :

- Nom, prénom, sexe
- Age au moment du diagnostic de LAL
- Date du diagnostic de LAL
- Antécédents personnels et familiaux d'événements thrombo-embolique veineux
- Evénements thrombo-emboliques veineux survenus pendant la période d'étude
- Moyens de prévention de la thrombose veineuse

Informations sur la maladie :

- Type de LAL : B ou T
- Protocole de traitement
- Dates de début du traitement d'induction et d'introduction de la L-Asparaginase

Données biologiques sanguines :

- Bilan hématologique :
    - Cytologie sanguine :
        Taux de leucocytes sanguin
        Pourcentage de blastes circulants
    - Coagulation :
        TP, TCA, Fibrinogène, D-Dimères
- Bilan de thrombophilie :
    Date de réalisation
    Paramètres:
        Protéine S activité (chronométrique), Protéine S libre (immunologique)
        Protéine C activité, Protéine C antigène (immunologique)
        Antithrombine activité
        Résistance à la protéine C activée
        Mutation Leiden du gène du facteur V
        Mutation G20210A du gène de la prothrombine

Anticorps anti-bêta2GpI

Anticorps anti-phospholipides

Lupus anticoagulant

Contrôle ultérieur du bilan de thrombophilie : présence ou non, résultats du bilan de contrôle

- Bilan biochimique :
    - Bilan hépatique : TGO, TGP, PAL, GGT
    - CRP
    - Bilan de syndrome de lyse cellulaire : uricémie, LDH

3. LE BILAN DE THROMBOPHILIE

Plusieurs informations ont été recueillies concernant le bilan de thrombophilie. La date de sa réalisation par rapport à la date d'introduction de la L-Asparaginase, était notée, ainsi que les différents paramètres du bilan de thrombophilie ayant été prescrits.

Nous avons déterminé si le bilan de thrombophilie était complet, incomplet, limité à l'Antithrombine, ou absent.

Le bilan de thrombophilie était considéré « complet » s'il comprenait l'exploration de tous les paramètres recommandés en première intention par le GEHT dans le cadre de la réalisation d'un bilan de thrombophilie, c'est-à-dire :

- les inhibiteurs de la coagulation (Antithrombine, Protéine C et Protéine S),
- la RPCa (et/ou la mutation du gène du facteur V)
- la mutation du gène de la Prothrombine
- la recherche de Lupus Anticoagulant, d'anticorps anti-bêta2-GpI, d'anticorps anti-phospholipides

Le bilan de thrombophilie était dit « incomplet » s'il manquait l'un des facteurs ci-dessus.

Il était dit « limité à l'Antithrombine », quand seul le dosage de l'antithrombine avait été effectué.

Il était absent lorsqu'aucun des paramètres ci-dessus n'étaient recherché.

La présence d'un contrôle ultérieur du bilan de thrombophilie sur un nouveau prélèvement et ses résultats étaient notés.

4. TRAITEMENT DE LA LAL

Les enfants de moins de 1 an étaient traités selon le protocole INTERFANT-2006 (Annexe 4).

Les enfants de plus de 1 an étaient traités selon le protocole FRALLE 2000-A ou FRALLE 2000-BT (Annexes 1,2,3), selon leur âge, le type de LAL et les critères de gravité.

5. TECHNIQUES DE DOSAGE DES PARAMÈTRES BIOLOGIQUES

Tous les paramètres ont été dosés sur sang veineux (Tableau 16). Les analyses ont été effectuées au laboratoire d'hématologie du CHU de BORDEAUX-site Pellegrin, en dehors des Protéines C et Protéines S, dosées au laboratoire d'hématologie du site Haut-Lévêque, à PESSAC.

Tableau 16: Types de tubes prélevés pour chaque analyse.

Analyse biologique	Tube de prélèvement
TGO, TGP, CRP, LDH, Uricémie	Tube sec
Numération sanguine, blastose sanguine	Tube EDTA
TP, TCA, Fibrinogène D-Dimères	Tube citraté

Protéine C, Protéine S, Antithrombine Résistance à la Protéine C activée Lupus anticoagulant Anticorps anti-bêta2-GpI Anticorps anti-phospholipides Analyses de biologie moléculaire	

Les dosages ont été réalisés en respectant le Guide de Bonne Évaluation des Analyses médicales (GBEA).

Des contrôles de qualité internes et externes, avec calibrations si nécessaire, ont été effectués avec nos réactifs, pour chacune des techniques réalisées aux laboratoires des sites Pellegrin et Haut-Lévêque, selon les recommandations du GEHT. Ces techniques ont été validées par le guide de validation des méthodes de biologie médicale édité par le Comité Français d'Accréditation (COFRAC).

Les analyses de biochimie sanguine ont été analysées selon une technique d'immunoturbidimétrie sur les automates OLYMPUS 5400AU, Beckman Coulter®.

Les paramètres de cytologie sanguine ont été analysés par cytométrie en flux sur un automate LH780, Beckman Coulter®.

La blastose sanguine était évaluée manuellement, par lecture au microscope optique des frottis sanguins colorés au May-Grumwald-Giemsa.

Les analyses de coagulation sanguine (TP, TCA, Fibrinogène) ont été analysées par technique coagulométrique sur l'automate ACL-TOP-700 LAS, Instrument Laboratory®.

Le dosage des D-Dimères a été réalisé selon une technique immuno-enzymatique sandwich, sur l'automate VIDAS, BIOMÉRIEUX®.

Les techniques de dosage des paramètres du bilan de thrombophilie sont les suivantes :

5.a. Dosage de l'activité de l'Antithrombine

L'activité de l'Antithrombine était dosée par méthode chromogénique automatisée, basée sur l'inactivation du facteur X activé, sur automate ACL LAS®, avec le réactif Liquid Antithrombin Instrument Laboratory®.

Résultats

Les résultats de l'antithrombine, évalués selon une lecture optique, étaient reportés en pourcentage d'activité.

Les valeurs d'activité antithrombine attendues chez les sujets sains se trouvaient dans les limites de 83% à 128%. La norme inférieure utilisée au laboratoire d'hématologie de l'hôpital Haut-Lévêque était 80%.

Limites de la méthode et interférences

Ces résultats sur l'ACL-TOP® n'étaient pas affectés par l'héparine (Héparine Non Fractionnée ou Héparine de Bas Poids Moléculaire) jusqu'à 4 U/ml, par l'alpha-1-antitrypsine jusqu'à 4 mg/ml, par l'alpha-2-macroglobuline jusqu'à 10 mg/ml, par l'héparine cofacteur II jusqu'à 4 U/ml, par l'hémoglobine jusqu'à 0,5 g/dl, par la bilirubine jusqu'à 40 mg/dl, et par les triglycérides jusqu'à 2300 mg/dl.

5.b. Dosage de la Protéine C :

Plusieurs techniques ont été utilisées pour doser la Protéine C.

De décembre 2008 à décembre 2012, le dosage fonctionnel de la Protéine C a été effectué par la technique chromogénique (BIOPHEN Protein C 5®).

A partir de janvier 2013, la Protéine C activé a été dosée par méthode coagulante ou chronométrique HEMOCLOT Protein C (HYPHEN Biomed®).

Quand l'activité de la Protéine C était abaissée, un dosage immunologique était effectué.

1. Dosage fonctionnel de la protéine C (PC) plasmatique par méthode coagulante : HEMOCLOT Protein C®

Il s'agit d'une méthode coagulante permettant la détermination quantitative de l'activité de la Protéine C dans un plasma humain citraté, in vitro.

Cette méthode utilise le Temps de Céphaline Activée (TCA) en présence d'activateur de Protéine C (Protac, extrait de venin de serpent Agkistrodon Contortrix®), de phospholipides, d'activateur de la phase contact et de calcium.

Le plasma du patient à tester est mélangé dans un premier temps au plasma déficient en PC. Dans un deuxième temps, le réactif activateur, en concentration constante et optimisée, est ajouté. La coagulation est déclenchée par ajout de calcium (Ca2+). Le temps de coagulation est mesuré. La PC étant le facteur limitant, il en résulte une relation linéaire directe, en coordonnées bilogarythmiques, entre la concentration en PC et le temps de coagulation correspondant.

Résultats : La concentration de PC dans l'échantillon à doser est déduite directement sur la courbe d'étalonnage.

Le taux plasmatique attendu chez un adulte sain est compris entre 70 et 140%.

En coordonnées bilogarythmiques, le test est linéaire de 25-200% de Protéine C.

Limites de la méthode :

Le test peut-être réalisé chez les patients sous héparine (jusqu'à 1 UI/ml), mais il est abaissé sous AVK.

Une attention particulière doit être portée aux patients connus avec un taux de Facteur VIII élevé ou présence d'un Lupus Anticoagulant, et le résultat doit être confirmé par une autre méthode.

L'aprotinine inhibe la Protéine C activée. L'activité « apparente » de la PC pourrait être diminuée chez les patients traités par aprotinine.

La présence de facteurs activés peut réduire les temps de coagulation.

Pour un même lot de réactifs et un même plasma, le temps de coagulation peut varier selon l'instrument utilisé, et selon la sensibilité du réglage de la détection de la formation du caillot.

2. Dosage fonctionnel de la Protéine C plasmatique par méthode colorimétrique ou chromogénique: BIOPHEN Protein C 5 ®

La PC plasmatique est dosée après activation spécifique par une enzyme extraite du venin de serpent, le PROTAC® (Agkistrodon C. Contortrix). La PC activée hydrolyse le substrat peptidique SaPC-21 en libérant la para-nitroanilline (pNA), groupement chromophore mesuré à 405 nm (Figure 13).

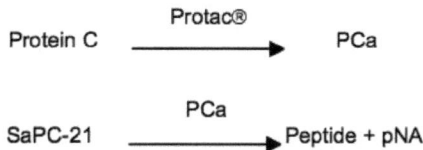

Figure 13 : Principe du dosage fonctionnel de la Protéine C par méthode colorimétrique.

Résultats :

La concentration de la PC dans l'échantillon est déduite directement de la courbe d'étalonnage. Les résultats sont exprimés en %. En coordonnées linéaires, le test est linéaire jusqu'à 140% de PC.

Les valeurs attendues sont les mêmes que pour le dosage fonctionnel de la Protéine C par technique coagulante.

Limites du dosage :

Aucun effet significatif n'est observé pour des taux d'Héparine inférieurs à 1 UI/ml dans le plasma, des taux de bilirubine inférieurs à 0,1 mg/ml, d'hémoglobine inférieurs à 1 mg/ml et de triglycérides inférieurs à 1,25 mg/ml.

La présence d'anticorps anti-Protéine C humaine dans le plasma peut inhiber l'activité amidolytique lors du dosage.

3. Dosage immunologique de la PC : VIDAS® Protein C, laboratoire bioMérieux

C'est un test quantitatif automatisé sur les instruments de la famille VIDAS, permettant la mesure quantitative de la PC dans le plasma humain par technique ELFA (Enzyme Linked Fluorescent Assay) (Figure 14).

Le principe de dosage associe la méthode immuno-enzymatique de type sandwich en 2 étapes à une détection finale en fluorescence (ELFA).

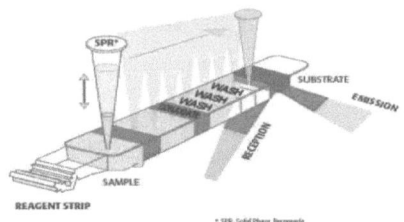

Figure 14: Principe du dosage immunologique de la Protéine C, technique VIDAS® Protein C, bioMérieux

Valeurs attendues

Une étude réalisée à partir de 269 donneurs sains adultes montre que 95% des valeurs sont comprises entre 65 et 140%.

Limites du test

Une interférence peut être rencontrée avec certains sérums contenant des anticorps dirigés contre des composants du réactif.

5.c. Dosage de la Protéine S (PS)

L'activité de la Protéine S a été dosée en première intention, par la technique chronométrique HemosIL PS Activité®, Instrument Laboratory.

Si l'activité était inférieure au seuil inférieur de normalité, le dosage immunologique de la Protéine S libre était effectué par la technique LIATEST® FREE PROTEIN S, STAGO.

1. Dosage de l'activité de la Protéine S : réactif HemosIL PS Activité®, Instrument Laboratory

C'est un dosage automatisé de la Protéine S (PS) fonctionnelle par méthode chronométrique.

L'activité fonctionnelle de la Protéine S libre est déterminée par mesure du degré d'allongement d'un Temps de Quick (TQ) en présence de facteur tissulaire humain, de phospholipides, de calcium, et de Protéine C activée. L'activité en Protéine S est proportionnelle à l'allongement du temps de coagulation d'un plasma déficient en Protéine S auquel le spécimen dilué a été ajouté.

Résultats

Les résultats du dosage fonctionnel de la Protéine S sont reportés en secondes sur une courbe d'étalonnage, puis exprimés en activité (%).

Valeurs attendues

Sur les automates de la famille ACL TOP, les valeurs normales de l'activité en PS sont comprises entre 63,5% et 149%. La norme inférieure utilisée au laboratoire d'hématologie de l'hôpital Haut-Lévêque était 60%.

Limites de la méthode et interférences

Les résultats de Protéine S sur les analyseurs de la famille ACL TOP® ne sont pas affectés par l'Héparine Non Fractionnée jusqu'à 1,6 U/ml, ou les HBPM jusqu'à 2,1 U/ml, par la bilirubine jusqu'à 15 mg/dl, par l'hémoglobine jusqu'à 250 mg/dl, et les triglycérides jusqu'à 2,36 g/ml.

Les échantillons trop hémolysés ou lipémiques doivent être analysés en prenant certaines précautions.

Un taux très élevé en facteur VIII peut conduire à de faux positifs, par baisse du TQ, de même que la présence d'un lupus anticoagulant, peut masquer la présence d'un déficit fonctionnel en PS.

2. Dosage antigénique de la Protéine S libre : LIATEST® FREE PROTEIN S, STAGO

Il s'agit d'un dosage antigénique automatisé de la Protéine S libre par méthode immuno-turbidimétrique sur automate STA®.

Résultats

La zone de mesure de la méthode s'étend de 10 à 150% sur STA®. La norme inférieure utilisée au laboratoire d'hématologie de l'hôpital Haut-Lévêque était 60%.

Limites de la méthode

Le taux de PS libre peut-être sous-estimé lorsque le plasma est lactescent.

La présence de facteur rhumatoïde, d'anticorps anti-albumine bovine et/ou anti-souris chez certains sujets peut induire une surestimation du taux de PS libre.

L'hémoglobine, la bilirubine, l'HNF et les HBPM n'interfèrent pas dans le dosage jusqu'à des concentrations respectives de 5 g/l, 75 mg/l, 9 g/l, 1,5 UI/ml, et 2 UI anti-Xa/ml.

5.d. Recherche de lupus anticoagulant

La recherche d'un lupus anticoagulant a été réalisée sur plasma « déplaquetté », selon les critères suivants (*40*):

- détection d'un allongement du temps de coagulation lors de tests de coagulation sensibles et dépendants des phospholipides, avec les réactifs PTT-LA®, STAGO, et dRVVT screen®, HYPHEN

- « épreuve de mélange » (positif si persistance d'un résultat anormal lors de la répétition du test de dépistage sur un mélange à parties égales de plasma du patient et de plasma normal)

- confirmation du caractère dépendant des phospholipides par le test dRVVT confirm®, HYPHEN

- calcul d'un ratio dRVVT screen/dRVVT confirm®

5.e. Recherche d'anticorps anti-Bêta2-GPI et d'anticorps anti-phospholipides
(V.Leroy et J.Arvieux-British Journal of Hematology-1998) (GBEA-1995)

Les anticorps anti-Bêta2-GPI IgG et IgM étaient recherchés par une technique immuno-enzymatique (ELISA) indirecte.

Les anticorps anti-phospholipides IgG et IgM étaient recherchés par une technique immuno-enzymatique (ELISA) indirecte, basée sur leur propriété à se fixer sur la cardiolipine.

5.f. Recherche d'une résistance à la protéine C activée

Elle a été effectuée grâce au test Coatest® APC Resistance, Instrument Laboratory, sur automate ACL TOP. Le plasma du patient était dilué dans du plasma déficient en facteur V. Un ratio (TCA + Protéine C activée) / TCA était réalisé. S'il était inférieur au cut-off, la recherche était positive.

Ce test est cependant sensible à de nombreuses autres causes d'allongement du TCA (inflammation et augmentation du facteur VIII, baisse de la protéine S).

5.g. Mutation des gènes du facteur V Leiden et de la prothrombine

La mutation du gène du facteur V Leiden n'était recherchée que lorsque la recherche de Résistance à la Protéine C activée était positive ou douteuse.

Les mutations des gènes du facteur V Leiden et de la prothrombine ont été explorées en biologie moléculaire par PCR quantitative en temps réel, et génotypage par discrimination allélique (Light Cycler 480, Roche®).

Pour chacune des mutations données, deux sondes de type Taqman® étaient utilisées: une sonde Vic®, qui se fixait sur l'allèle muté, et une sonde 6-Fam® qui reconnaissait l'allèle sauvage.

6. ANALYSE DES DONNÉES

Objectifs de l'étude :

Les objectifs principaux de cette étude étaient d'analyser les anomalies du bilan de thrombophilie dans notre population, leur fréquence, et l'impact de la L-Asparaginase sur les taux des inhibiteurs de la coagulation.

Nous avons émis plusieurs hypothèses quant à l'influence de certains paramètres biologiques et cliniques sur les taux des inhibiteurs de la coagulation.

Pour vérifier ces hypothèses, nous avons recherché des corrélations entre les taux des inhibiteurs de la coagulation dosés avant introduction de la L-Asparaginase, et :

- l'âge des patients
- l'hyperleucocytose et la blastose
- le taux de D-Dimères, le TP, le TCA, le Fibrinogène, souvent perturbés lors de Coagulation Intra Vasculaire Disséminée, d'inflammation, d'insuffisance hépato-cellulaire
- la CRP, à la recherche d'un syndrome inflammatoire biologique
- les taux de LDH et d'acide urique, signes biologiques de lyse tumorale
- les transaminases, les GGT, les Phosphatases alcalines, possiblement perturbées lors d'atteinte hépatique.

Nous avons ensuite décrit les cas d'événements thrombo-emboliques survenus dans notre population, ainsi que les résultats du bilan de thrombophilie chez ces patients.

Enfin, nous avons observé et décrit les pratiques de prescription du bilan de thrombophilie par les praticiens du CHU de Bordeaux.

Analyse statistique :

L'analyse statistique a été réalisée grâce au logiciel Excel®.

Pour les variables quantitatives, les résultats ont été exprimés sous forme de moyenne et d'écart-type à la moyenne.

Pour les variables qualitatives, les résultats ont été exprimés sous forme d'effectif, de fréquence et de pourcentage.

Des corrélations ont été établies entre les taux des inhibiteurs de la coagulation et certains paramètres cliniques et biologiques, par régression linéaire.

RÉSULTATS

Entre le 1er décembre 2008 et le 30 juin 2013, 109 enfants ont été nouvellement diagnostiqués LAL au pôle pédiatrique du CHU de BORDEAUX-site Pellegrin.

Sur les 109 patients, 5 patients ont été exclus. Il s'agissait d'un patient atteint de LA à phénotype mixte, un patient atteint de Leucémie-Lymphome de Burkitt, deux patients pour transfert dans des hôpitaux de Paris et de Lyon respectivement. Une seule patiente a été exclue pour manque de données biologiques (Figure 15).

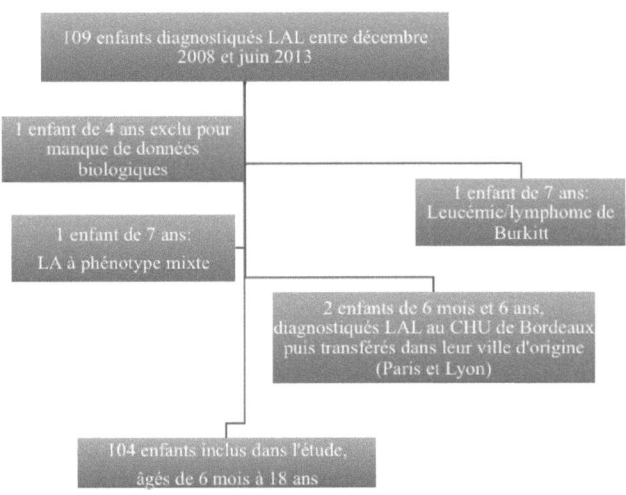

Figure 15 : **Patients inclus et patients exclus de notre étude**

Les données collectées ont été testées pour vérifier leur répartition selon une loi normale.

L'âge moyen des patients diagnostiqués LAL était de 7 ans [0,5-18].
Les caractéristiques de la population de l'étude sont décrites dans le Tableau 17.

Sur les 104 enfants inclus, 84,6% enfants (n=88) présentaient une LAL de type B, et 15,4% (n=16) une LAL de type T.

52,9% enfants (n=55) étaient traités selon le protocole FRALLE 2000-A, 45,2% enfants (n=47) selon le protocole FRALLE 2000-BT. Deux nourrissons âgés respectivement de 6 mois et 1 an étaient traités selon le protocole INTERFANT-2006.

Tableau 17: Caractéristiques des 104 patients de l'étude.

	Nombre de patients =104 (%)
Catégories d'âge (années) ≤ 1 1-10 11-18	2 (1,9%) 76 (73,01%) 26 (25%)
Sexe Fille Garçon	46 (44,2%) 58 (55,8%)
Phénotype de la LAL Type B Type T	88 (84,6%) 16 (15,4%)
Protocole de traitement FRALLE 2000-A FRALLE 2000-BT INTERFANT 2006	55 (52,9%) 47 (45,2%) 2 (1,9%)

Tous les enfants inclus dans l'étude ont eu un bilan biologique au diagnostic de LAL, au CHU de Bordeaux.

Ce bilan comportait un bilan de biochimie, un bilan de coagulation standard, une numération-formule sanguine, avec numération des blastes circulants.

1-Réalisation et contrôle du bilan de thrombophilie

Le bilan de thrombophilie a été réalisé chez 100% des patients.
Il était complet chez 39 patients (37.5%), incomplet chez 53 patients (50.9%), limité au dosage de l'antithrombine chez 12 patients (11.5%).
Parmi les 53 bilans de thrombophilie incomplets, 40 bilans l'étaient pour absence de recherche des anticorps du SAPL (Lupus anticoagulant, Anticorps anti-Bêta2GP1, Anticorps anti-phospholipides), 13 bilans pour absence de dosages des inhibiteurs ou de recherche des mutations.
Le dosage de l'antithrombine a été réalisé chez 103 (99%) patients. Les dosages de la PS activité et antigène ont été réalisés chez 89 (85.6%) et 45 (43.3%) patients respectivement. Le dosage de la PC activité a été réalisé chez 86 (82.7%) patients.

Le bilan de thrombophilie a été réalisé dans 88.4% des cas (n=92) *avant* introduction de la L-Asparaginase, et dans 11,5% des cas (n=12) *après* introduction de la L-Asparaginase.
44.6% des bilans (n=41) prélevés *avant* L-Asparaginase montraient des anomalies, dont 70.7% (n=29) étaient des taux abaissés des inhibiteurs de la coagulation (Tableau 18).

Tableau 18: Anomalies du bilan de thrombophilie *avant* L-Asparaginase et contrôles des anomalies.

	Nombre	Anomalies	Nombre

	de bilans	(n patients)	de contrôles
Tous les paramètres, hors mutations (n=92)	92	41 (44.6%)	
Antithrombine activité (80-120%)	91	7 (7.7%)	7 (100%)
Protéine S activité (60-140%)	80	15 (18.8%)	8 (53.3%)
Protéine S libre antigène (60-140%)	38	10 (26.3%)	7 (70.0%)
Protéine C activité (70-140%)	82	17 (20.7%)	6 (35.3%)
Lupus anticoagulant	40	5 positifs 2 douteux 3 en quantité insuffisante	1 1 0
Anticorps anti-B2GP1	39	2	0
Anticorps anti-phospholipides	39	0	0

*Pour les bilans de thrombophilie prélevés **avant** introduction de L-Asparaginase (Tableau 18) :*

<u>Antithrombine</u> : Le taux d'Antithrombine était inférieur à 80.0% chez 7 patients (7.7%) ; ces derniers ont tous bénéficié de dosages ultérieurs de l'antithrombine.

<u>Protéine S</u> :
Le taux de PS activité était inférieur à 60.0% chez 15 patients (18.8%). Huit patients sur 15 (53.3%) ont été dosés ultérieurement, dont 5 avaient des taux supérieurs à 60.0% au deuxième prélèvement.

Le taux de PS libre antigénique était inférieur à 60.0% chez 10 patients (26.3%), dont 7 (70.0%) ont été dosés ultérieurement : cinq patients sur sept avaient des taux supérieurs à 60.0% lors du second prélèvement.

Protéine C : Le taux de PC activité était inférieur à 70.0% chez 17 patients (20.7%), dont 6 (35.3%) ont été dosés ultérieurement, et 5 étaient supérieurs à 70.0% au contrôle.

Mutations: Lorsque les recherches de mutation Leiden du gène du facteur V ou de mutation du gène de la prothrombine étaient positives, elles n'ont jamais été contrôlées.

Lupus Anticoagulant : il y a eu 40 demandes de recherche de Lupus anticoagulant, dont 10 (25.0%) ont donné des résultats anormaux (positif, douteux, quantité insuffisante). Le contrôle n'a été effectué que dans deux cas sur 10 (20.0%).

Anticorps anti-B2GP1 et anti-phospholipides : Parmi les 39 demandes de recherche d'anticorps anti-B2GP1 et anti-phospholipides, 2 demandes sur 40 (5.0%) étaient positives pour les anticorps anti-B2GP1, lesquelles n'ont pas été contrôlées.

2-Analyses des paramètres du bilan de thrombophilie
    2-a. Résultats du bilan de thrombophilie

Les moyennes et écart-types des taux des inhibiteurs de la coagulation sont rapportés dans les tableaux 19 (avant et après introduction de la L-Asparaginase), 20 (après introduction de la L-Asparaginase), et 21 (avant introduction de la L-Asparaginase).

Tableau 19: Moyennes et écart-types des inhibiteurs de la coagulation dans notre population (n=104).

	Moyenne (%)	Ecart-type (%)	Nombre de patients explorés
AT activité (80-120%)	113.38 (53-178)	24.98	103
PS activité (60-140%)	85.64 (12-212)	34.78	89
PS libre antigène (60-140%)	71.09 (37-154)	21.27	45
PC activité (70-140%)	100.3 (38-253)	41.4	91

Tableau 20: Moyennes et écart-types des inhibiteurs de la coagulation dosés après introduction de la L-Asparaginase (n=12).

	Moyenne (%)	Ecart-type (%)	Nombre de patients explorés
AT activité (80-120%)	105.66 (60-149)	30.99	12
PS activité (60-140%)	63.89 (35-113)	27.43	9
PS libre antigène (60-140%)	60.29 (40-83)	14.87	7
PC activité (70-140%)	92.89 (39-156)	37.5	9

Tableau 21: Moyennes et écart-types des inhibiteurs de la coagulation dosés avant introduction de la L-Asparaginase (n=92).

	Moyenne (%)	Ecart-type (%)	Nombre de patients explorés
AT activité (80-120%)	114.7 (53-178)	23.7	91
PS activité (60-140%)	88.1 (12-212)	34.8	80
PS libre antigène (60-140%)	73.08 (37-154)	21.8	38
PC activité (70-140%)	101.2 (38-253)	42	82

Les valeurs moyennes des inhibiteurs de la coagulation (Antithrombine, Protéine S, Protéine C) dosés **après** introduction de la L-Asparaginase sont inférieures aux valeurs moyennes obtenues lorsque le dosage a été réalisé **avant** introduction de la L-Asparaginase (Tableaux 20, 21).

Quelque soit le moment de réalisation du bilan de thrombophilie, les valeurs moyennes se situaient dans les zones de « normalité » des inhibiteurs du laboratoire de Haut-Lévêque.

Les taux d'antithrombine inférieurs à 80.0% étaient compris entre 53.0 et 79.0%, avec une valeur moyenne de 70.2% pour ces taux abaissés.

Les taux de Protéine S activité inférieurs à 60.0% étaient compris entre 12.0 et 55.0%, avec une valeur moyenne de 39.5% pour les taux abaissés.

Les taux de Protéine S libre inférieurs à 60.0% étaient compris entre 37.0 et 59.0%, avec une valeur moyenne de 50.3% pour les taux abaissés.

Les taux de Protéine C inférieurs à 70.0% étaient compris entre 38.0 et 69.0%, avec une valeur moyenne de 55.1% pour les taux abaissés.

Dans notre étude, la fréquence de la mutation Leiden du facteur V à l'état hétérozygote était de 4.8 %, celle de la mutation G20210A du gène de la prothrombine était de 3.8 % (Tableau 22).

Il n'y avait pas de patients homozygotes pour l'une ou l'autre des mutations, ni de patients avec la double mutation facteur V Leiden/G20210A du gène de la prothrombine.

Trois cas de RPCA étaient douteux et ont été complétés par une recherche de mutation du gène du facteur V.

Tableau 22: Fréquences des mutations Leiden du gène du facteur V et G20210A du gène de la prothrombine.

	Nombre de patients hétérozygotes pour la mutation	Fréquence (%)
RPCa, avec mutation Leiden du facteur V (n=83)	4/83	4.8
Mutation G20210A du gène de la prothrombine (n=78)	3/78	3.8

2-b. Corrélations entre les taux des inhibiteurs et les paramètres suivants :
- *l'âge,*

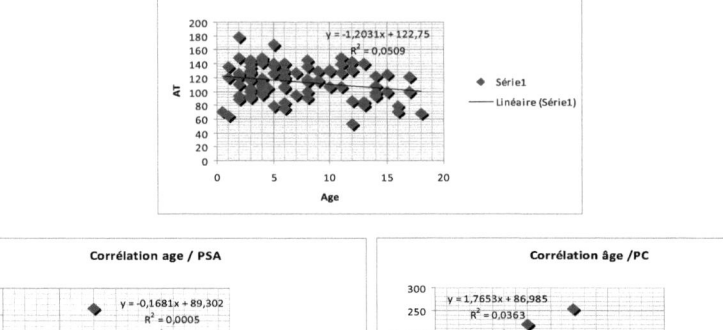

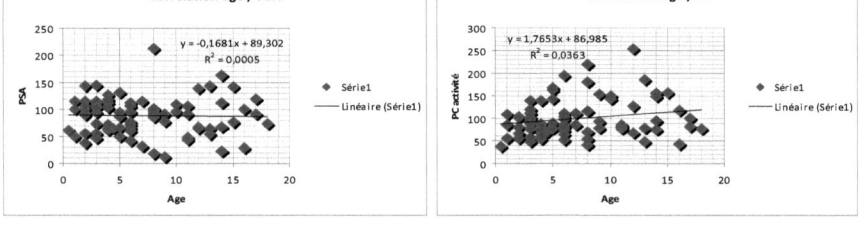

Figure 16: Corrélations entre l'âge et les taux d'AT, PS, PC activités.

Il n'a pas été observé de corrélation entre l'âge et les taux des inhibiteurs (Figure 16).

- *les taux de leucocytes et de blastes sanguins,*

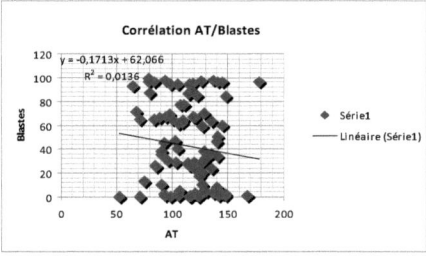

85

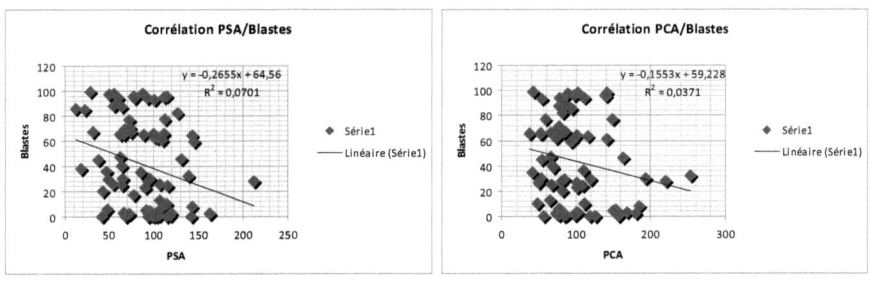

Figure 17: Corrélations entre les taux de blastes sanguins et d'AT, PS, PC activités.

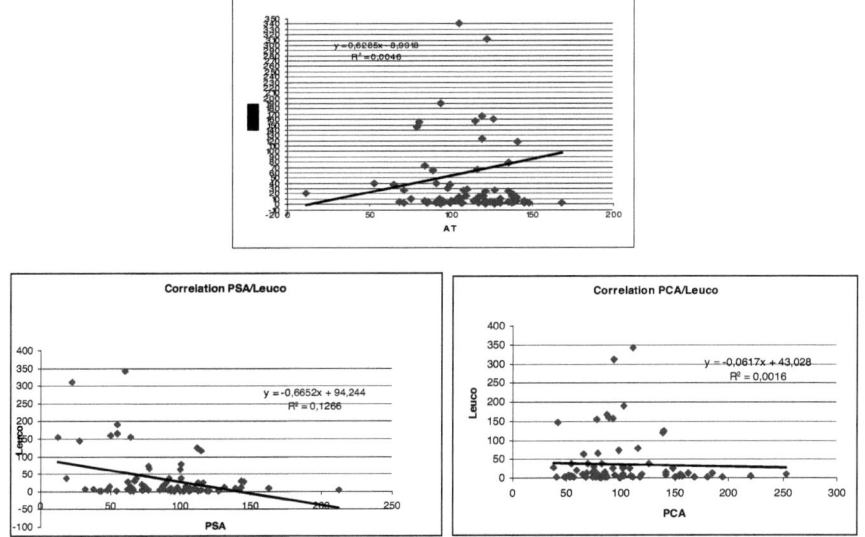

Figure 18 : Corrélations entre les taux de leucocytes et d'AT, PS, PC activités.

- *les D-Dimères*

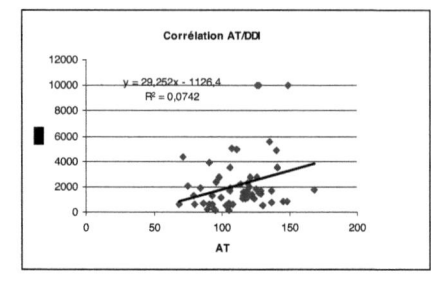
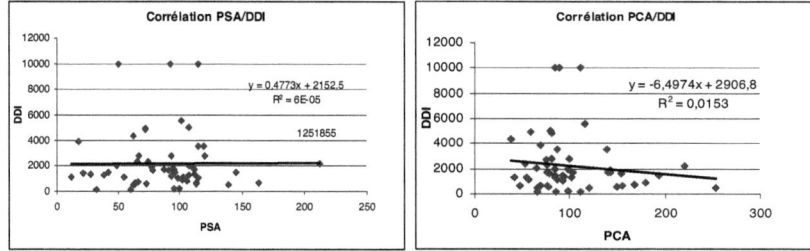

Figure 19 : Corrélations entre les taux des D-Dimères et d'AT, PS, PC activités.

- *les LDH et l'uricémie*

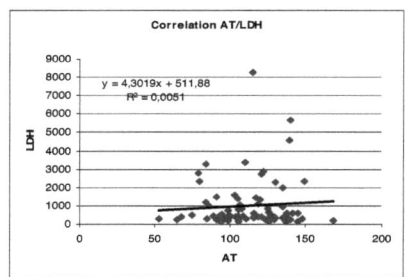

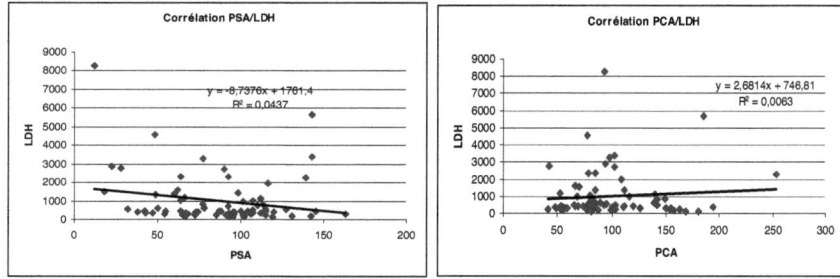

Figure 20 : Corrélations entre les taux de LDH et d'AT, PS, PC activités.

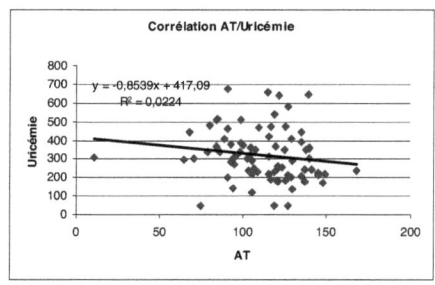

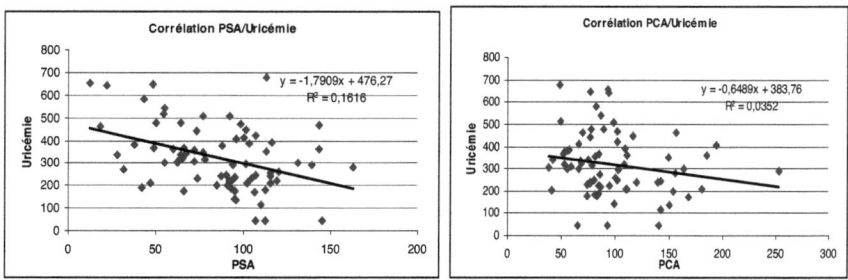

Figure 21 : Corrélations entre l'uricémie et les taux d'AT, PS, PC activités.

Il n'y avait pas de corrélation évidente entre les taux d'inhibiteurs de la coagulation et les taux de leucocytes et de blastes sanguins, de D-Dimères, de LDH et d'uricémie (Figures 18 à 21).

- *la CRP et le Fibrinogène*

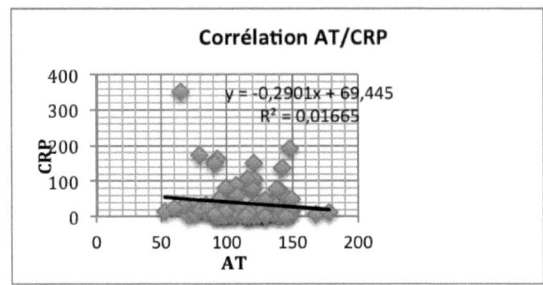

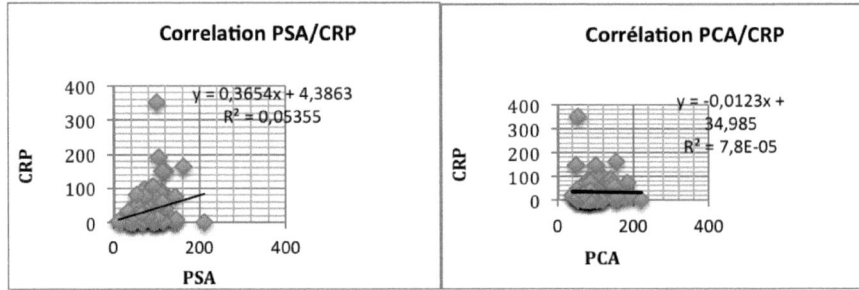

Figure 22 : Corrélations entre les taux de CRP et d'AT, PS, PC activités.

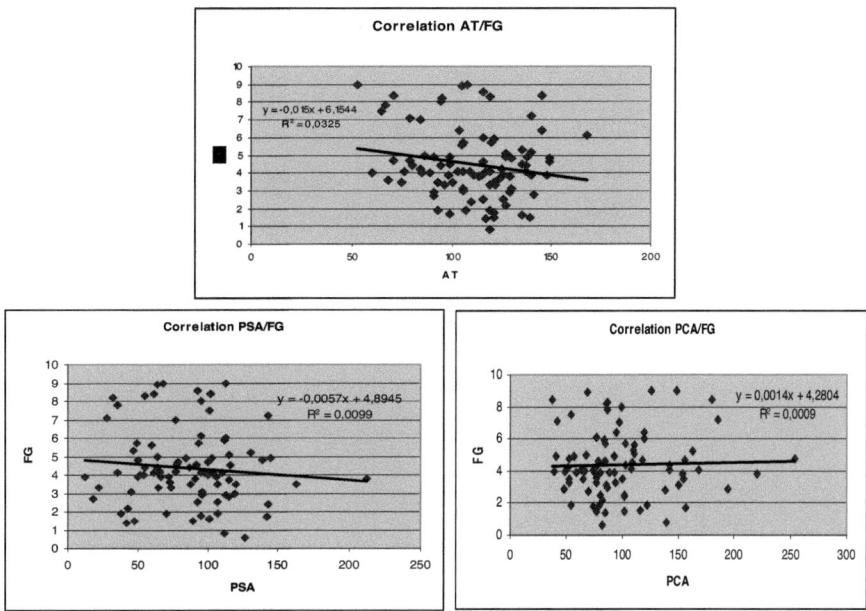

Figure 23 : Corrélations entre les taux de Fibrinogène et d'AT, PS, PC activités.

Nous n'avons pas observé de corrélations entre les taux d'inhibiteurs de la coagulation et les marqueurs biologiques d'inflammation CRP et Fibrinogène (Figures 22 et 23).

- *le bilan hépatique*

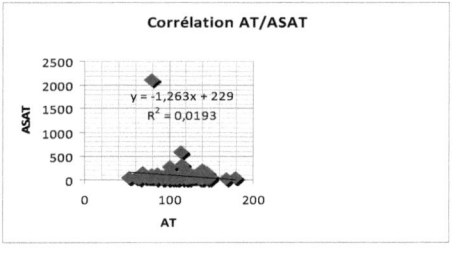

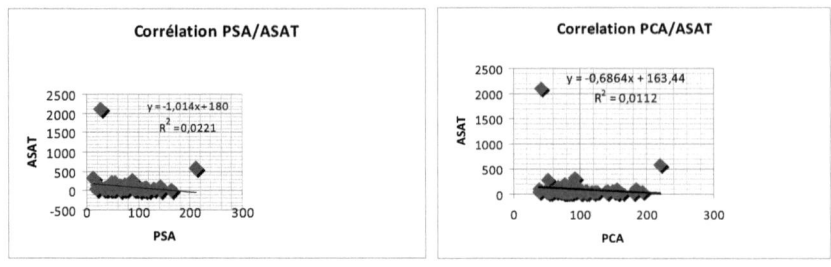

Figure 24: Corrélations entre les taux d'ASAT et d'AT, PS, PC activités.

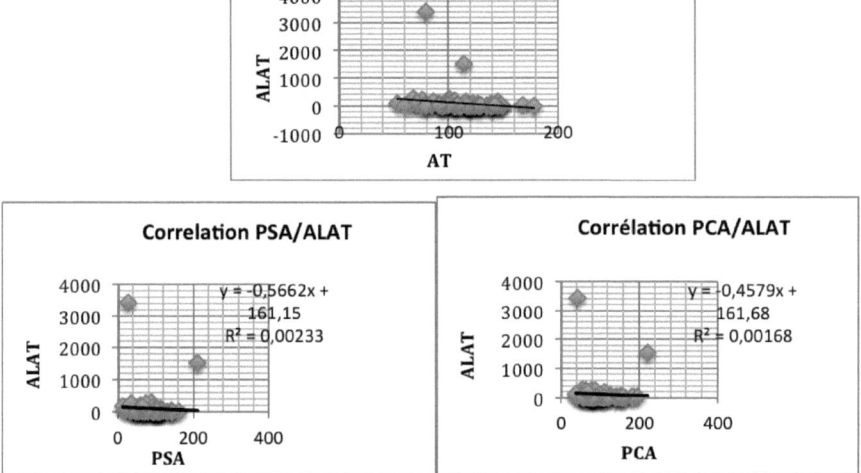

Figure 25 : Corrélations entre les taux d'ALAT et d'AT, PS, PC activités.

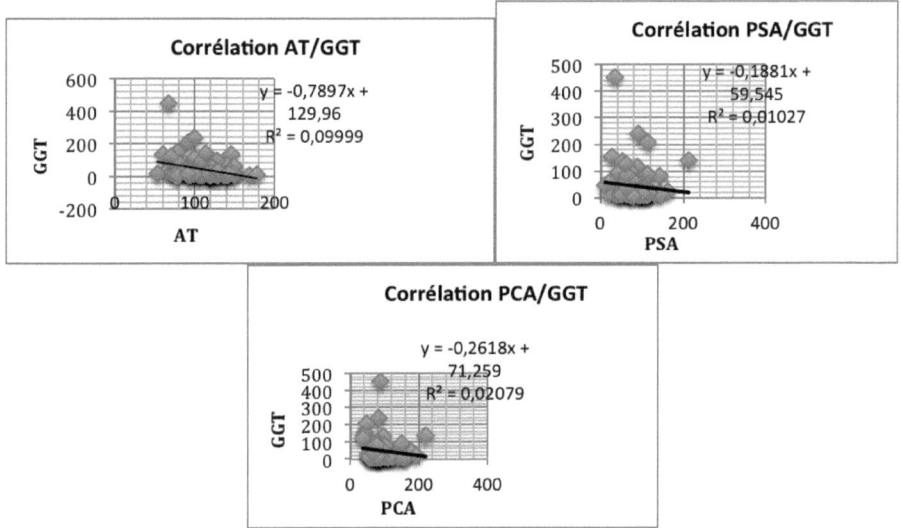

Figure 26 : Corrélations entre les taux de GGT et d'AT, PS, PC activités.

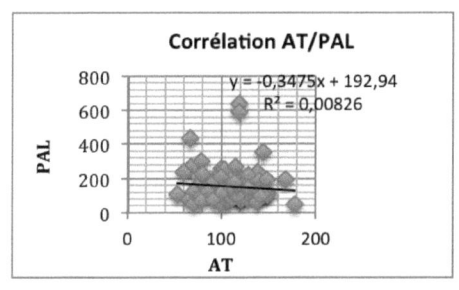

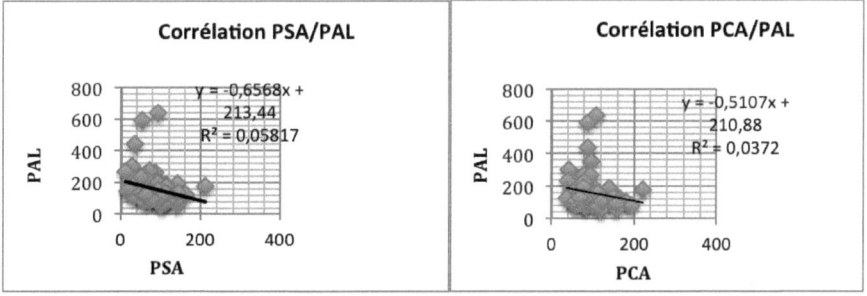

Figure 27 : Corrélations entre les taux de PAL et d'AT, PS, PC activités.

Nous n'avons pas observé de corrélations entre les taux d'inhibiteurs de la coagulation et les marqueurs biologiques de cytolyse et/ou cholestase hépatique (Figures 24 à 27).

- *le TP*

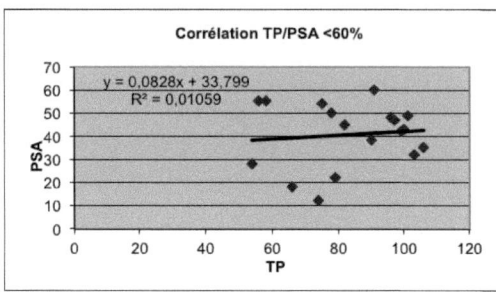

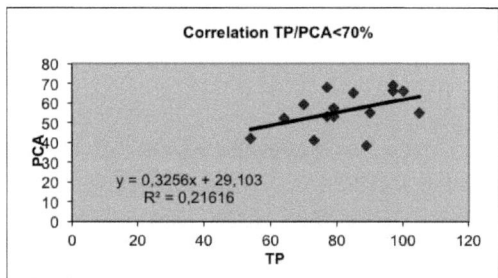

Figure 28: Corrélations entre les taux de PS activité inférieurs à 60%, de PC activité inférieurs à 70% et le TP.

3-Evénements thrombo-emboliques veineux

4.8% des enfants (n=5) ont présenté un événement thrombo-embolique symptomatique au cours de la prise en charge au CHU de Bordeaux. Il s'agissait de thrombophlébite cérébrale pour trois d'entre eux, d'une thrombose veineuse splénique, dans un contexte de pancréatite aiguë, et d'une thrombose veineuse de membre supérieur gauche sur cathéter veineux central (Tableau 23).
Quatre événements se sont déroulés lors de l'induction, chez des enfants d'âges compris entre 12 et 14 ans. Un seul événement est survenu en fin de cure de consolidation chez un enfant de 2 ans.
Pour ces cinq enfant, les taux d'inhibiteurs de la coagulation étaient normaux et la recherche de mutations génétiques du facteur V Leiden et G20210A du facteur II étaient négatives (Tableau 23). Le bilan de thrombophilie avait été réalisé pour trois de ces enfants avant L-Asparaginase et pour deux enfants après L-Asparaginase.

Seulement trois de ces enfants ont eu une recherche de Lupus Anticoagulant, d'anticorps anti-Bêta2-GPI et d'anticorps anti-phospholipides. Cette recherche était positive pour le Lupus Anticoagulant chez un enfant ayant présenté une thrombose veineuse cérébrale du sinus longitudinal supérieur.

Tableau 23: Bilan de thrombophilie chez les cinq patients ayant présenté une thrombose veineuse.

Evénement thrombo-embolique veineux	Phase de traitement	Age (ans)	Bilan de thrombophilie/ L-asparaginase	PS activité (%)	PS libre antigène (%)	PC activité (%)	AT (%)	RPCA/facteur V Leiden	Mutation gène facteur II
TV cérébrale sinus longitudinal supérieur et sinus latéral gauche.	Fin de cure de consolidation	2	Après	71	83	123	119	négatif	négatif
TV splénique sur pancréatite aigüe	J29 induction	14	Avant	163	nr	155	93	nr	négatif
TV cérébrale sinus longitudinal supérieur	J31 induction	12	Après	113	nr	120	116	négatif	négatif
TVP cérébrale	J10 induction	14	Avant	67	64	75	98	négatif	négatif

TV membre supérieur gauche sur cathéter veineux central	J21 induction	14	Avant	113	nr	149	108	négatif	négatif

TV : thrombose veineuse; TVP : thrombose veineuse profonde ; nr : non réalisé

Les antécédents personnels et familiaux thrombo-emboliques, ainsi que les traitements anticoagulants préventifs n'étaient pas systématiquement renseignés dans le dossier médical DxCare® : ils n'ont donc pas été détaillés dans les résultats de notre étude.

DISCUSSION

Les évènements thrombo-emboliques veineux sont des complications sérieuses chez l'enfant atteint de LAL. De nombreux facteurs de risque se surajoutent dans ce contexte médical. La présence de facteurs de risque biologiques, congénitaux ou acquis, serait un facteur de risque supplémentaire.

Dans ce contexte, un bilan de thrombophilie est souvent réalisé au CHU de Bordeaux.

Analyse des résultats du bilan de thrombophilie

Dans notre étude, les valeurs moyennes des inhibiteurs de la coagulation (Antithrombine, Protéine S, Protéine C) dosés après introduction de la L-Asparaginase sont inférieures aux valeurs obtenues lorsque le bilan de thrombophilie est réalisé avant introduction de la L-Asparaginase (Tableaux 20 et 21). Ceci est en accord avec les données de la littérature concernant le rôle de la L-Asparaginase sur la coagulation, notamment sur la baisse des taux des inhibiteurs de la coagulation *(21)*.

Néanmoins, les effectifs de patients des deux groupes ne sont pas comparables. 92 patients ont eu le bilan de thrombophilie avant la L-Asparaginase versus 12 patients après. Il est donc difficile de conclure sur le caractère significatif des différences entre ces valeurs moyennes.

Chez les patients ayant eu un bilan de thrombophilie avant introduction de la L-Asparaginase, nous n'avons pas observé de corrélation entre les taux des activités des inhibiteurs et l'âge des patients (Figure 16).

Les taux d'antithrombine et de Protéine S se normalisent vers l'âge de 6 mois à 1 an. Or, seulement deux de nos patients appartenaient à cette classe d'âge. Il nous a donc été difficile d'établir cette corrélation.

Le taux de Protéine C n'atteint des valeurs adultes qu'à l'adolescence (*43*). L'absence de corrélation entre l'âge et la Protéine C dans notre étude pourrait avoir deux explications : d'une part, la faiblesse des effectifs pour chaque tranche d'âge ; d'autre part, la présence de taux abaissés de Protéine C probablement d'origine acquise, ce qui introduit un biais dans l'interprétation de cette corrélation âge/taux de Protéine C.

Les fréquences des mutations Leiden du gène du facteur V et G20210A du gène de la prothrombine dans notre étude sont proches de celles observées dans la population générale (Tableau 22). Pour le facteur V Leiden, nous obtenons une fréquence de 4,8% versus 5% dans la littérature (*50*); pour la mutation G21210A du gène de la prothrombine, notre fréquence est de 3,8% versus 2 à 3% dans la littérature (*51*).

Des questions éthiques sont à prendre en considération lors d'analyse de l'ADN du patient mineur. Il est fondamental de ne réaliser ces tests qu'en cas de réel bénéfice pour l'enfant.

Le danger est en effet double : soit faussement rassurer les parents sur un bilan biologique normal, soit exposer l'enfant à un traitement anticoagulant, et aux risques hémorragiques inhérents, sur la base d'anomalies biologiques.

Certains auteurs considèrent que, si les résultats de la recherche de ces mutations ne modifient pas la prise en charge de l'enfant, celle-ci peut être différée jusqu'à l'adolescence (dès l'âge de 15 ans). L'adolescent peut alors apporter son consentement éclairé et écrit (*61*).

Au CHU de Bordeaux, les parents sont systématiquement informés dès le début de la prise en charge de leur enfant, et signent un consentement général pour les analyses de l'ADN de leur enfant.

Interprétation des résultats

Il est nécessaire d'éliminer toutes les causes acquises de déficit en inhibiteur. Ces causes acquises sont à rechercher par l'analyse des données cliniques et des données biologiques.

L'évaluation en parallèle du TP, du TCA et du bilan hépatique, de la CRP et du Fibrinogène, pour éliminer des causes fréquentes de déficit acquis, telles qu'une insuffisance hépato-cellulaire, une CIVD, un syndrome inflammatoire, est indispensable.

La fonction rénale peut aussi avoir sa place lors de l'interprétation d'un déficit en inhibiteurs de la coagulation, recherchant par exemple une fuite protéique d'origine rénale dans un syndrome néphrotique. Nous ne l'avons cependant pas prise en compte lors de notre recueil de données.

Pour les dosages des inhibiteurs **avant** introduction de la L-Asparaginase :

Dans notre étude, seuls les dosages d'antithrombine ont été réalisés régulièrement, et tous les taux inférieurs à 80% se sont normalisés lors des dosages ultérieurs. En effet, le taux d'antithrombine conditionne l'utilisation de concentré d'antithrombine et sa surveillance régulière fait partie du protocole FRALLE 2000.

Le bénéfice d'une telle supplémentation n'est pas vraiment bien établi cependant (*62*). Certaines études montrent que la substitution par concentré d'antithrombine entraine une réduction des marqueurs d'hypercoagulabilité, tels que les D-dimères, les fragments 1+2 de la prothrombine, les complexes thrombine-antithrombine, mais ces résultats sont infirmés par l'étude randomisée de *Mitchell et al.* en 2003 (*14*). Sur le plan clinique, c'est à dire sur la réduction des complications thrombotiques veineuses symptomatiques, il existe une tendance en faveur du traitement, mais les effectifs sont souvent trop faibles pour atteindre la significativité.

L'intérêt de l'ajout d'héparine est également discuté, car l'antithrombine est un inhibiteur d'action lent, et son action est catalysée par l'héparine. Une étude récente chez l'enfant montre un bénéfice de l'association Héparine de bas poids moléculaire et concentrés d'antithrombine par rapport aux concentrés d'antithrombine seuls sur la prévention d'événements thrombo-emboliques veineux, sans augmentation du risque hémorragique (63).

Enfin, les recommandations internationales de 2013 concernant le traitement et la prévention des thromboses veineuses lors de cancers sont assez vagues : « *Pour les enfants traités pour LAL avec L-asparaginase, en fonction des pratiques locales et des caractéristiques des patients (taux de plaquettes, de fibrinogène et d'antithrombine III, fonction rénale), une prophylaxie peut être envisagée dans certains cas. (Avis d'experts basé sur le faible niveau d'évidence des publications de faible qualité et sur le rapport bénéfice / risque dépendant des caractéristiques de chaque patient)* » (74).

Sur les 15 patients avec Protéine S activité et/ou antigène inférieurs à 60% et qui ont eu un dosage ultérieur (8 patients sur 15 pour la Protéine S activité, et 7 patients sur 10 pour la Protéine S antigène), les taux se sont normalisés (taux supérieur ou égal à 60%) dès le deuxième dosage dans plus de la moitié des cas (Tableau 18).

Sur les 17 patients avec une Protéine C activité inférieure à 70%, six ont eu un nouveau dosage, dont cinq se sont normalisés (taux supérieur ou égal à 70%) au deuxième dosage.

Il est difficile de conclure sur ces petites séries de patients, mais devant la normalisation fréquente des taux d'inhibiteurs de la coagulation, on peut suggérer une origine acquise fréquente à ces déficits, et la nécessité impérative de contrôler tout déficit en inhibiteur sur un deuxième prélèvement à distance (40).

Par ailleurs, dans l'hypothèse d'un impact de l'inflammation ou d'une atteinte hépatique sur les taux des inhibiteurs, nous avons recherché une corrélation entre les taux d'inhibiteurs, la CRP, le Fibrinogène et le bilan hépatique. Nous n'avons pas montré de corrélation entre ces paramètres (Figures 22 à 27).

Dans l'hypothèse de l'influence d'une coagulopathie de consommation, nous avons également cherché une corrélation entre les taux de D-Dimères et ceux des inhibiteurs, mais nous n'avons observé aucune corrélation entre ces paramètres (Figure 18). Nous n'avons pas recherché de corrélation entre les taux d'inhibiteurs et les taux de facteur V et de plaquettes, souvent abaissés dans la CIVD, rare cependant dans les LAL, dans l'exploration de cette hypothèse.

Une étude, menée en 2000, par *J.E.Buschman et al.* étudie plusieurs possibilités, et élimine l'hypothèse de la coagulopathie de consommation comme explication à la baisse du taux d'antithrombine lors du traitement de LAL chez l'enfant par L-Asparaginase (25).

Nous avions suggéré que l'activité de la maladie leucémique avant introduction de la L-Asparaginase, liée notamment à l'hyperleucocytose et à la blastose, la présence de signes biologiques de lyse tumorale, comme l'augmentation des taux d'acide urique et de LDH, pouvaient avoir un impact sur les taux d'inhibiteurs de la coagulation, par protéolyse (Figures 17 à 21).

Nous n'avons observé cependant aucune corrélation entre ces différents paramètres.

Dixit et al, en 2006, n'ont pas observé de corrélations entre les taux de Protéine S, de Protéine C et les taux de leucocytes et de blastes sanguins, au diagnostic de LAL (73).

Les étapes pré-analytiques sont essentielles lors de la réalisation d'un bilan de thrombophilie. En effet, les protéines de la coagulation sont labiles. La qualité du conditionnement, du transport, de la préparation et du traitement des échantillons à analyser est fondamentale.

Nos techniques de dosage sont validées, fiables et reproductibles. Des contrôles de qualité internes et externes sont réalisés de façon régulière aux laboratoires d'Hématologie des Hôpitaux Pellegrin et Haut-Lévêque du CHU de Bordeaux.

Les interférences de dosage sont cependant nombreuses dans nos techniques, particulièrement pour les techniques coagulométriques. Nous les avons prises en compte autant qu'il nous était possible lors de la validation biologique des résultats.

Enfin, la définition même de déficit en inhibiteur chez l'enfant n'étant pas claire, les normes utilisée au CHU de Bordeaux pour l'enfant sont identiques à celles définies chez l'adulte, connues pour nos automates et nos réactifs de dosage, mais non validées chez l'enfant.

Ceci peut être à l'origine d'un biais d'interprétation devant les taux d'inhibiteurs de la coagulation dans notre étude.

Idéalement, chaque laboratoire devrait définir ses propres normes, adaptées à son type d'automate, à sa technique, à son réactif, pour chaque paramètre de coagulation et pour chaque tranche d'âge de l'enfant (*64*).

En effet, depuis les normes établies par *M. Andrew et al.* en 1987 puis 1992, seulement quelques études ont été réalisées pour établir des normes chez l'enfant.

Mais ces études ne tenaient pas compte du type d'automate ou de réactif.

Les études récentes de *P.Monagle et al.* en 2006, sur les automates STA de chez STAGO®, et de *I.M.Appel et al.* en 2012, comparant les automates Sysmex CA-1500 System® et Behring BCS System®, ont été les premières à évaluer les taux des paramètres de coagulation sur des automates de coagulation modernes, en fonction de la tranche d'âge (*3*).

Les résultats des paramètres d'hémostase obtenus dans ces études montrent des différences notables dans leurs normes, ce qui souligne la nécessité pour chaque laboratoire, d'établir ses propres normes de référence (*64*).

Evénements thrombo-emboliques veineux

Dans notre étude, parmi les 104 enfants inclus, cinq ont présenté un événement thrombo-embolique veineux symptomatique, dont quatre pendant la phase d'induction (Tableau 23).

Cependant, notre seule source d'information clinique était un logiciel informatique de données médicales, DxCare®. Les renseignements cliniques n'y étaient probablement que peu exhaustifs. Il est donc possible que le nombre de thromboses veineuses, symptomatiques et non symptomatiques, ait été en réalité, supérieur à que celui que nous rapportons.

Quatre enfants sur cinq ayant thrombosé étaient adolescents ; ceci est en accord avec le pic d'incidence de la thrombose veineuse chez l'adolescent rapporté dans la littérature (*12*).
Ces cinq patients ne présentaient pas d'anomalie du bilan de thrombophilie, en dehors d'une recherche d'ACC positive chez un seul patient. Certaines anomalies cependant auraient peut-être été observées si les inhibiteurs avaient été dosés simultanément ou peu avant la survenue de la thrombose veineuse.

De plus, de nombreux autres facteurs favorisant la thrombose veineuse, particulièrement dans ce contexte de LAL, pouvaient être présents lors de la survenue de ces événements thrombotiques. Il pouvait s'agir de facteurs de risque liés au patient, comme des antécédents thrombo-emboliques familiaux, une obésité, à la maladie, à l'intensité du traitement, et aux facteurs transitoires divers, tels qu'une immobilisation prolongée ou une infection.
Nous n'avons pas connaissance de ces données dans notre étude, ni de la présence ou non de voie veineuse centrale chez ces patients.
Le type de L-Asparaginase utilisée en première intention dans le service d'hématologie pédiatrique du site Pellegrin est dérivé d'Escherichia Coli. Le traitement par L-Asparaginase a pu être modifié (diminution de doses, interruption, substitution par Erwinia Coli Asparaginase) au cours de la prise en charge de l'enfant, pour mauvaise tolérance clinique ou biologique.
Ces changements dans le traitement peuvent avoir joué un rôle dans la survenue de thromboses veineuses. Ces renseignements n'apparaissent pas toujours dans le dossier médical informatisé ; ils peuvent constituer également un biais d'information dans notre étude.
Il se peut également que certains facteurs biologiques, dont le rôle est supposé mais encore débattu, aient joué un rôle dans la survenue de ces thromboses. Il s'agit par

exemple de la présence d'une dysfibrinogénémie, d'une hyperhomocystéinémie, d'une élévation des taux de facteurs VIII, IX, XI, XII, ou du taux de Lipoprotéine (a).

Un cas de thrombose veineuse cérébrale chez un enfant de 4 ans, atteint de LAL, traité par L-Asparaginase, a été rapporté en 2011 par *T.Wang et al.* (65).
Le bilan de thrombophilie de l'enfant était normal. Cependant, l'enfant, obèse, présentait une hypertriglycéridémie importante.
L'auteur rappelle que l'hypertriglycéridémie est un effet indésirable notable de la L-Asparaginase (66) et suggère qu'elle ait pu être un facteur favorisant chez ce patient.

Réalisation du bilan de thrombophilie

La prescription d'un bilan de thrombophilie complet n'est pas systématique lors du diagnostic de LAL chez l'enfant au CHU de Bordeaux (Tableau 18).
Lorsqu'il est prescrit, il ne l'est pas toujours de façon homogène, quant aux paramètres demandés, et quant au moment de sa prescription, souvent avant L-Asparaginase, mais parfois après L-Asparaginase.

On peut suggérer que l'hétérogénéité dans ces prescriptions ait pu dépendre de plusieurs facteurs. L'influence évidente, pour le pédiatre prescripteur, de certains facteurs tels que des antécédents thrombo-emboliques veineux personnels ou familiaux, la prise d'une pilule oestro-progestative chez une adolescente, une obésité.
Les recommandations n'étant pas claires quant à la nécessité de réaliser ce bilan, et si oui, quel bilan et à quel moment de la prise en charge, l'hétérogénéité des pratiques, praticiens et CHU dépendantes s'explique et se justifie aisément.
Seul le dosage de l'antithrombine, réalisé dans 99% des cas dans notre population, est une pratique commune des praticiens car incluse dans le protocole FRALLE 2000.

D'autre part, les anomalies du bilan de thrombophilie n'ont pas été contrôlées de façon systématique (Tableau 18).

Selon les recommandations du GEHT toute anomalie du bilan de thrombophilie doit être contrôlée sur un deuxième prélèvement à distance, afin de conclure ou non à un déficit (67).

L'origine acquise fréquente des déficits en inhibiteurs, en plus de l'effet de l'âge, peuvent justifier l'absence de contrôle des dosages par les pédiatres.

Il se peut néanmoins que certains patients aient eu un bilan de thrombophilie de contrôle ailleurs qu'au CHU de Bordeaux, certains enfants étant suivis en parallèle dans un centre hospitalier périphérique, plus proche de leur lieu de vie.

Intérêt du bilan de thrombophilie dans la LAL de l'enfant

Les recommandations sur la nécessité ou non de réaliser un bilan de thrombophilie chez l'enfant atteint de LAL ne sont pas claires.

La thrombose veineuse est multifactorielle, ses mécanismes sont complexes et non totalement élucidés. Il est difficile de définir avec certitude le rôle joué par la thrombophilie dans ce contexte médical thrombogène de LAL traitée.
Les études sur le sujet sont peu nombreuses et leurs résultats parfois contradictoires.

En effet, la principale méta-analyse sur ce sujet, réalisée par *Caruso et al.* en 2006 présente certains biais *(10)*. Les auteurs ont retenu cinq études dans lesquelles une recherche de thrombophilie avait été effectuée au moment du diagnostic de LAL.
Les résultats sont divergents, puisque trois des cinq études ne retiennent pas la thrombophilie comme facteur de risque.
En regroupant les résultats des cinq études, les auteurs montrent un risque relatif de 8,5 en cas de thrombophilie biologique. Mais ce risque relatif est lié à l'étude qui portait sur le plus grand effectif, et dont le bilan de thrombophilie était plus large: antithrombine, protéines C et S, mutations facteur V Leiden et G20210A du gène de la prothrombine, polymorphisme du gène MTHFR (Méthyl-Tétra-Hydro-Folate-

Réductase) et de la Lipoprotéine (a).

Or, ces 2 derniers paramètres n'ont pas été retenus dans les dernières recommandations GEHT.

Cette méta-analyse présente d'autres limites, comme la grande hétérogénéité dans les études, les populations étudiées, les protocoles de traitement, et la faiblesse des effectifs. On peut remarquer également que les 2 études avec le plus grand effectif provenaient des mêmes équipes. Leurs résultats de fréquence des événements thrombotiques et de facteurs de risque thrombotique veineux biologiques étaient néanmoins différent.

Depuis la méta-analyse de V. Caruso et al., il n'y a pas eu d'étude plus récente sur l'intérêt d'une recherche de thrombophilie chez l'enfant atteint de LAL.

Tout récemment, une étude multicentrique a développé et validé un score prédictif du risque thrombo-embolique veineux chez l'enfant atteint de LAL (*68*).

Ce score prédictif est calculé à partir de 3 paramètres, qui sont la corticothérapie, la présence de voie veineuse centrale et de thrombophilie simple ou double. Un score supérieur à 3 correspond à un risque thrombo-embolique veineux élevé.

Cependant, la conclusion sur l'intérêt de ce score est à nuancer. En effet, l'étude pilote et l'étude de validation ont été réalisées par des équipes différentes, avec des protocoles thérapeutiques différents (BFM 90/95/2000, COALL 92/97 et FRALLE), et les taux d'événements thrombotiques sont très variables entre les 3 protocoles.

A noter qu'aucun événement thrombotique veineux n'a été rapporté sur les 211 enfants traités selon le protocole français FRALLE (*68*).

Les études du lien thrombophilie biologique et thrombose veineuse existant chez l'enfant hors contexte particulier de LAL pourrait servir de base.

Dans les dernières méta-analyses et études observationnelles réalisées chez l'enfant présentant une thrombose veineuse profonde, plus de 70% présentaient au moins un facteur de risque clinique, et l'association avec une thrombophilie biologique était statistiquement significative (*69*).

Ainsi, les recommandations pour la réalisation du bilan de thrombophilie ne sont pas claires, même lors de thrombose veineuse chez l'enfant hors contexte de LAL.

Un article publié en 2011 dans le British Journal of Hematology par *Chalmers et al*, tente d'élaborer des recommandations sur le diagnostic, la prise en charge et la prévention des thromboses veineuses chez l'enfant (*70*).

Il souligne l'absence d'influence d'une découverte de thrombophilie biologique sur la prise en charge d'un enfant avec thrombose veineuse, ni la durée, ni sur l'intensité du traitement anticoagulant. L'American College of CHEST Physicians en 2012 rend compte de ces mêmes observations.

Un point pratique n'est souvent pas abordé par les auteurs : celui du délai de réponse pour certains examens, en particulier les recherches de polymorphismes V Leiden et G20210A du gène de la prothrombine, dont les résultats ne sont disponibles qu'après initiation du traitement.

Ainsi, il est difficile de conclure.

L'évaluation des antécédents personnels et familiaux thrombo-emboliques et des autres facteurs de risque de thrombose veineuse, en particulier cliniques, reste primordiale.

D'autres études prospectives seraient nécessaires, afin de déterminer l'impact de chacun des paramètres de thrombophilie biologique dans la survenue de thrombose veineuse chez l'enfant atteint de LAL. Ceci permettrait de décider quels facteurs indispensables rechercher, permettant ainsi de guider la stratégie prophylactique.

Chez l'enfant atteint de LAL, l'American Society of Hematology en 2008 ne recommande pas la réalisation du bilan de thrombophilie chez l'enfant asymptomatique atteint de LAL (Tableau 24)(*71*).

Tableau 24: Recommandations pour la réalisation du bilan de thrombophilie chez l'enfant et l'adolescent, selon l'ASH en 2008.

Who	Recommendation	Why	Comments
Adolescents with spontaneous thrombosis	Testing should be strongly considered	Identify combined defects Counsel regarding risk of recurrence Counsel/test other family members	This group has the highest prevalence of inherited thrombophilia
Neonates/children with non-catheter related venous thrombosis or stroke	Testing should be considered	Identify combined defects Counsel regarding risk of recurrence Counsel/test other family members	—
Neonates/children with symptomatic catheter-related thrombosis	Not enough data to make a recommendation	Reports vary regarding the role of thrombophilia in catheter-related thrombosis	—
Neonates/children with asymptomatic catheter-related thrombosis	Testing is not recommended	Thrombosis in the setting of catheter-related thrombosis is extremely common No data to suggest thrombophilia is increased	Consider testing if there are recurrent events
Asymptomatic children with a positive family history	Decision to test should be made on an individual basis only after counseling	Counsel adolescent females on risk of estrogen Thromboprophylaxis in high-risk situations	Be careful about false reassurance Test parent first, if possible Encourage waiting until child is older
Asymptomatic children-routine screening (prior to catheter placement, leukemia therapy or oral contraceptives)	Testing is not recommended	Not cost effective Many patients with risk factor will not have an event Catheter-related thrombosis not necessarily increased with inherited thrombophilia and there is no effective prophylaxis	—
Neonates/children participating in thrombosis research	Testing is recommended	More data on long term outcomes are needed to definitively determine the role of genetic risk factors and optimal therapies	—

Ainsi, dans certains CHU, la décision de ne pas pratiquer de bilan de thrombophilie en systématique chez tous les enfants au diagnostic de LAL a été prise, en dehors d'antécédents personnels ou familiaux thrombotiques veineux, ou de facteurs de risque cliniques associés majeurs.

CONCLUSION

L'apport de notre étude rétrospective est modeste, nos effectifs étant faibles, et certaines données biologiques et cliniques n'étant pas disponibles.

Cependant, elle a permis d'observer et d'analyser différents aspects du bilan de thrombophilie chez l'enfant atteint de LAL.

Quarante pour cent des bilans de thrombophilie étaient anormaux dans notre étude. Cependant, l'origine acquise des déficits en inhibiteurs de la coagulation apparaît fréquente, et probable dans ce contexte médical ; un contrôle à distance de ces anomalies est par conséquent, indispensable.

Les difficultés d'interprétation du bilan de thrombophilie chez l'enfant, le rôle de la thrombophilie biologique dans la survenue de thromboses veineuses, ainsi que les longs délais d'obtention des résultats par les services cliniques, posent la question de la réelle pertinence de ce bilan biologique chez l'enfant atteint de LAL.

D'autre part, lorsque des anomalies du bilan de thrombophilie sont observées et confirmées, l'intérêt et le type de prophylaxie thrombo-embolique veineuse (Héparine et/ou concentré d'antithrombine) restent des sujets de débats.

De nouvelles études prospectives sur des effectifs plus grands seraient bien utiles, afin de répondre aux multiples questions concernant le bilan de thrombophilie chez l'enfant atteint de LAL. Ces interrogations sont les suivantes :

- Quels paramètres doser ?
- A quel moment ?
- Chez quels patients ?
- Comment interpréter les résultats chez l'enfant ?
- Intérêt pour la prise en charge ultérieure ?

ANNEXE 1

Protocole FRALLE 2000-A : préphase et induction

FRALLE 2000-A
Induction : débute à J8 +++

Le myélogramme de J21 est décisionnel : pour les patients chimiosensibles, la DAUNORUBICINE est randomisée à J21 +++

	J8	J14	J15				J22			J29
Dexaméthasone	██									décroissance
Vincristine	V		V				V			V
L-ASPA	*	*	*	*	*	*	*	*	*	
± Daunorubicine							± D			± D
IT simple		IT								

Dexaméthasone	: 6 mg/m²/j (**en 3 prises, per os ou IV**) décroissance à partir de J29 et arrêt à J35	: J8 à J28
Vincristine	: 1,5 mg/m²/injection (IVD 1 mn) NE PAS DEPASSER 2 mg par injection.	: J8, J15, J22, J29
L-Asparaginase	: **6.000 UI/m²** (IM ou IVL 60 mn)	: **9** injections entre J10 et J26.
Daunorubicine (patients randomisés +)	: 40 mg/m²/injection (IVL 60 mn)	: J22, J29
IT simple	: à J14 MTX : posologie : cf. Annexe 6	

NB : pour l'asparaginase, la voie IM, moins allergisante, doit être favorisée chez les patients ayant plus de 50.000 plaquettes.

ANNEXE 2

Protocole FRALLE 2000-BT, groupe B : préphase et induction

FRALLE 2000. Groupe B
Induction : 1ère partie (de J8 à J21)

	J8			J15			J21
Prednisone	▓▓▓▓▓▓▓▓▓▓▓▓▓▓▓▓▓▓▓▓▓▓▓▓▓▓▓▓▓						
Vincristine	V			V			
Daunorubicine	D			D			
L-Aspa	*	*	*	*	*	*	
IT TRIPLE	IT			IT			

Prednisone	: 40 mg/m²/j (en 3 prises, per os ou IV)	: J8 à J21
Vincristine	: 1,5 mg/m²/injection (IVD sur 1 mn) NE PAS DEPASSER 2 mg PAR INJECTION	: J8, J15
Daunorubicine	: 40 mg/m²/injection (IVL 60 mn)	: J8, J15
L-asparaginase	: 6.000 UI/m²/injection (IM ou IVL 60 mn)	: J8, J10, J12, J15, J17, J19
	*Les modalités d'utilisation de la L-asparaginase sont décrites en **Annexe 8**.*	
IT triple	: MTX + Ara-C + corticoïde : posologies : *cf.* **Annexe 7**	

ANNEXE 3

Protocole FRALLE 2000-BT, groupe T : préphase et induction

FRALLE 2000. Groupe T
Induction

	J8	J15	J22	J29
Prednisone	▓▓▓▓▓▓▓▓▓▓▓▓▓▓▓▓▓▓▓▓▓▓▓▓▓▓▓▓▓▓▓▓▓▓			décroissance
Vincristine	V	V	V	V
Daunorubicine	D D D	D		
L-ASPA	* * *	* * *	* *	
Endoxan	Cy			
IT triple	IT	IT		

Prednisone	: 40 mg/m²/j (en 3 prises per os ou IV) décroissance à partir de J29 et arrêt à J35	: J8 à J21
Vincristine	: 1,5 mg/m² injection (IVD 1 mn) NE PAS DEPASSER 2 mg PAR INJECTION	: J8, J15, J22, J29
Daunorubicine	: 40 mg/m² injection (IVL 60 mn)	: J8, J9, J10, J15
L-asparaginase	: 6.000 UI/m² (IM ou IVL 60 mn)	: J8, J10, J12, J15, J17, J19, J22, J24, J26 (9 en tout)
	*Les modalités d'utilisation de la L-asparaginase sont décrites en **Annexe 8***	
Endoxan	: 1.000 mg/m² injection (IVL 60 mn)	: J8
IT triple	: MTX + Ara-C + corticoïde : posologies : *cf. **Annexe 7***	

NB1 : pour l'asparaginase, la voie IM, moins allergisante, doit être favorisée chez les patients ayant plus de 50.000 plaquettes.

ANNEXE 4

Protocole INTERFANT-2006 : préphase et induction

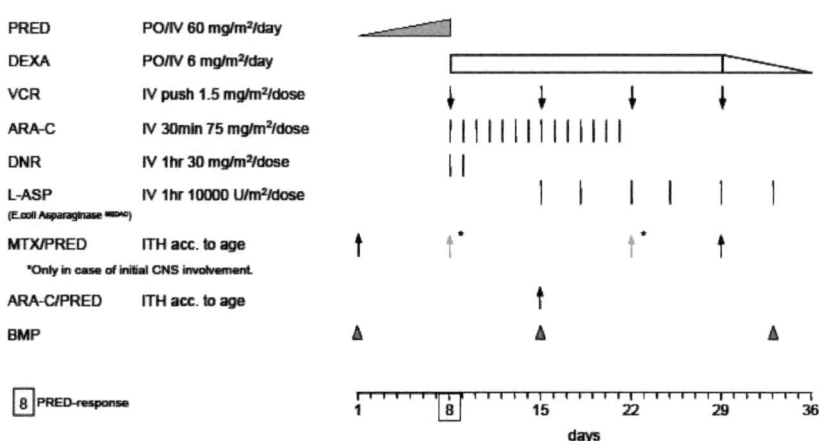

BIBLIOGRAPHIE

1. S.P. Hunger, M.L. Loh, J.A. Whitlock, N.J. Winick, et al. Children's Oncology Group's 2013 blueprint for research: acute lymphoblastic leukemia. *Pediatr Blood Cancer, 2012*. vol 60, 957–963.

2. U. Nowak-Göttl, G. Kenet, L. G. Mitchell et al. Thrombosis in childhood acute lymphoblastic leukaemia: epidemiology, aetiology, diagnosis, prevention and treatment. *Best Pract Res Clin Haematol, 2009*. vol 22, 103–114.

3. I.M. Appel *et al.* Age dependency of coagulation parameters during childhood and puberty, *Journal of Thrombosis and Haemostasis, 2012*. 'Accepted Article', doi: 10.1111/j.1538-7836.2012.04905.x

4. A. Mahajan. Acute Lymphoblastic Leukaemia. *Apollo Medicine, 2011*. vol 4, 121–125.

5. H. Inaba, M. Greaves, C. G Mullighan. Acute lymphoblastic leukaemia. *The Lancet, 2013*. vol 381, 1943–1955.

6. Romina. Leucémies aiguës. *Université Médicale Virtuelle Francophone, 2010*. 1–22.

7. M. C. Bene, G Castoldi, W Knapp, W D Ludwig, E Matutes, A Orfao et al. Proposals for the immunological classification of acute leukemias. European Group for the Immunological Characterization of Leukemias (EGIL). *Leukemia, 1995*. Vol. 9, pp. 1783–1786.

8. C. Gao, A. M. Sands. Mixed phenotypic acute leukemia. *North American Journal of Medicine and Science, 2012*. 1–4.

9. C.-H. Pui. Recent Research Advances in Childhood Acute Lymphoblastic Leukemia. *Journal of the Formosan Medical Association, 2010*. 109, 777–787.

10. G. Spentzouris, R.J. Scriven, T.K. Lee, N. Labropoulos. Pediatric venous thrombo-embolism in relation to adults. *J. Vasc. Surg, 2012.* 55, 1785–1793.

11. M. Andrew *et al*. Venous thromboembolic complications (VTE) in children: first analyses of the Canadian Registry of VTE. *Blood*, 1994. 83, 1251–1257.

12. U. Nowak-Gottl, K. Kurnik, A. Krümpel, M. Stoll, et al. Thrombophilia in the young. *Hamostaseologie, 2008.* 28, 16–20.

13. R.F. Grace *et al*. The frequency and management of asparaginase-related thrombosis in paediatric and adult patients with acute lymphoblastic leukaemia treated on Dana-Farber Cancer Institute consortium protocols. *Br. J. Haematol, 2011.* 152, 452–459.

14. L.G. Mitchell, and the PARKAA Group, A prospective cohort study determining the prevalence of thrombotic events in children with acute lymphoblastic leukemia and a central venous line who are treated with L-asparaginase. *Cancer, 2003.* 97, 508–516.

15. V. Caruso *et al*., Thrombotic complications in childhood acute lymphoblastic leukemia: a meta-analysis of 17 prospective studies comprising 1752 pediatric patients. *Blood, 2006.* 108, 2216–2222.

16. J. H. Payne, A.J. Vora, Thrombosis and acute lymphoblastic leukaemia. *British Journal of Haematology, 2007.* 138, 430–445.

17. U.H. Athale, A.K.C. Chan, Thrombosis in children with acute lymphoblastic leukemia: part I, II, III. *Thromb. Res., 2003.* 111, 125–327.

18. P.H. Reitsma, H.H. Versteeg, S. Middeldorp, Mechanistic View of Risk Factors for Venous Thromboembolism. *Arterioscler. Thromb. Vasc. Biol., 2012.* 32, 563–568.

19. M. Andrew, Developmental hemostasis: relevance to hemostatic problems during childhood. *Semin. Thromb. Hemost, 1995.* 21, 341–356.

20. K. Lejhancova-Tousovska, O. Zapletal, S. Vytiskova, P. Strbackova, J. Sterba. Profile of thrombin generation in children with acute lymphoblastic leukemia treated by Berlin-Frankfurt-Münster (BFM) protocols. *Blood Coagul. Fibrinolysis, 2012.* 23, 144–154.

21. L. Mitchell, H. Hoogendoorn, A.R. Giles, P. Vegh, M. Andrew. Increased endogenous thrombin generation in children with acute lymphoblastic leukemia: risk of thrombotic complications in L'Asparaginase-induced antithrombin III deficiency. *Blood, 1994.* 83, 386–391.

22. U. Athale, S. Siciliano, M. Crowther. Thromboembolism in children with acute lymphoblastic leukaemia treated on Dana-Farber Cancer Institute protocols: effect of age and risk stratification of disease. *British Journal of Haematology, 2005.*

23. U. Athale *et al*. Epidemiology and clinical risk factors predisposing to thromboembolism in children with cancer. *Pediatr Blood Cancer, 2008.* 51, 792–797.

24. X. Thomas, G. Cannas, Y. Chelghoum. Alternatives thérapeutiques à la L-asparaginase native dans le traitement de la leucémie aiguë lymphoblastique de l'adulte. *Bulletin du Cancer, 2010.* 1–13.

25. J. E. Bushman, D. Palmieri. Insight into the mechanism of asparaginase-induced depletion of antithrombin III in treatment of childhood acute lymphoblastic leukemia. *Leuk. Res.*, 2000. 1–7.

26. M. Duval *et al*. Comparison of Escherichia coli-asparaginase with Erwinia-asparaginase in the treatment of childhood lymphoid malignancies: results of a randomized European Organisation for Research and Treatment of Cancer-Children's Leukemia Group phase 3 trial. *Blood, 2002.* 99, 2734–2739.

27. U. Nowak-Gottl, Thromboembolic events in children with acute lymphoblastic leukemia (BFM protocols): prednisone versus dexamethasone administration. *Blood* 101, 2529–2533 (2002).

28. U. Nowak-Gottl *et al.*, Thrombotic events revisited in children with acute lymphoblastic leukemia: impact of concomitant Escherichia coli asparaginase/prednisone administration. *Thromb. Res.* 103, 165–172 (2001).

29. U.H. Athale, A.K.C. Chan, Thromboembolic complications in pediatric hematologic malignancies. *Semin. Thromb. Hemost.* 33, 416–426 (2007).

30. C. Nalli, S. Piantoni, SAPL children- two sides of a coin. *IMAJ, 2012.* 14, 1–3.

31. T. Avcin, E.D. Silverman, Antiphospholipid antibodies in pediatric systemic lupus erythematosus and the antiphospholipid syndrome. *Lupus 2007*, 1–8.

32. T. Avcin, R. Cimaz, The Ped-APS Registry: the antiphospholipid syndrome in childhood. *Lupus, 2009.* 1–7.

33. M. Silvey, S. L. Carpenter, Inherited Thrombophilia in Children. *Current Problems in Pediatric and Adolescent Health Care, 2013.* 43, 163–168.

34. G. Young *et al.*, Impact of Inherited Thrombophilia on Venous Thromboembolism in Children. *Circulation, 2008.*

35. L. Raffini, C. Thornburg, Testing children for inherited thrombophilia: more questions than answers. *Br. J. Haematol, 2009.* 147, 277–288.

36. P. de Moerloose, A. Casini, F. Boehlen. Thrombophilia: which tests in 2012? *La Revue de Médecine Interne, 2012.* 33 Suppl 1, S35–S39.

37. M. Aiach, M. Alhenc-Gelas, Mutations des protéines de la coagulation et thromboses. *Médecine/Sciences, 2006.* 1–5.

38. B. Khor, E. M. Van Cott, Laboratory tests for antithrombin deficiency. *Am. J. Hematol, 2010.* 85, 947–950.

39. B. Dahlbäck, Advances in understanding pathogenic mechanisms of

thrombophilic disorders. *Blood, 2008*. 112, 19–27.

40. M. Aillaud, B. Delahousse, G. Freyburger, La recherche des facteurs biologiques de risque établis de maladie thromboembolique veineuse: état des connaissances et conséquences pour la pratique en biologie clinique. *Sang Thrombose Vaisseaux, 2009*. vol 21, 1-28.

41. P. C. Cooper, F. Coath, M. E. Daly, M. Makris, The phenotypic and genetic assessment of antithrombin deficiency. *Int J Lab Hematol, 2011*. 33, 227–237.

42. E. A. M. Bouwens, F. Stavenuiter, L. O. Mosnier. Mechanisms of anticoagulant and cytoprotective actions of the protein C pathway. *J. Thromb. Haemost., 2013*. 11, 242–253.

43. P. C. Cooper, M. Hill, R. M. Maclean, The phenotypic and genetic assessment of protein C deficiency. *Int J Lab Hematol, 2012*. 34, 336–346.

44. S. Guermazi, J. Conard, Les déficits congénitaux en protéine S ; difficultés diagnostiques. *Pathologie Biologie, 2008*.

45. T. M. Hackeng, J. Rosing, Protein S as Cofactor for TFPI. *Arterioscler. Thromb. Vasc. Biol., 2009*. 29, 2015–2020.

46. R. A. Marlar, J. N. Gausman. Protein S abnormalities: A diagnostic nightmare. *American J. Hematol, 2011*. 86, 418–421.

47. B. Dahlbäck, M. Carlsson, P. J. Svensson. Familial thrombophilia due to a previously unrecognized mechanism characterized by poor anticoagulant response to activated protein C: prediction of a cofactor to activated protein C. *Proc. Natl. Acad. Sci. U.S.A., 1993*. 90, 1004–1008.

48. E. Castoldi, J. Rosing. APC resistance: biological basis and acquired influences. *Journal of Thrombosis and Haemostasis, 2009*. 8, 445–453.

49. N. V. Johnson, B. Khor, E. M. Van Cott, Advances in laboratory testing for

thrombophilia. *Am. J. Hematol, 2012*. 87 Suppl 1, S108–12.

50. G. Freyburger, S. Labrouche. Facteur V Leiden (VL) et RPCa, Facteur II Leiden (G20210G>A), aspects physiopathologiques et stratégies diagnostiques. *Spectra Biologie, 2007*. 1–15.

51. R. B. Ballard, M. B. Marques, Education Committee of the Academy of Clinical Laboratory Physicians and Scientists, Pathology consultation on the laboratory evaluation of thrombophilia: when, how, and why? *Am. J. Clin. Pathology, 2012*. 137, 553–560.

52. S. Miyakis, M.D. Lockshin, T. Atsumi, D.W. Branch, R.L. Brey, R. Cervera, *et al*. International consensus statement on an update of the classification criteria for definite antiphospholipid syndrome (APS). *Journal of thrombosis and haemostasis, 2006*. vol. 4, pp. 295–306.

53. A. Tripodi, P. G. de Groot, V. Pengo, Antiphospholipid syndrome: laboratory detection, mechanisms of action and treatment. *J. Intern. Medicine, 2011*. 270, 110–122.

54. M. Andrew *et al.*, Development of the human coagulation system in the full-term infant. *Blood, 1987*. 70, 165–172.

55. M. Andrew, B. Paes, M. Johnston, Development of the hemostatic system in the neonate and young infant. *Am J Pediatr Hematol Oncol, 1990*. 12, 95–104.

56. M. Andrew, P. Vegh, M. Johnston, J. Bowker, et al. Maturation of the hemostatic system during childhood. *Blood, 1992*. vol 80(8), 1998–2005.

57. D. Sosothikul, Y. Kittikalayawong, P. Aungbamnet, C. Buphachat, P. Seksarn, Reference values for thrombotic markers in children. *Blood Coagulation & Fibrinolysis, 2012*. 23, 208–211.

58. M. Nardi, M. Karpatkin, Prothrombin and protein C in early childhood: Normal adult levels are not achieved until the fourth year of life. *The Journal of Pediatrics,*

1986. 109, 843–845.

59. V. Ignjatovic, G. Kenet, P. Monagle, and paediatric haemostasis subcommittee of the scientific and standardization committee of the International Society on Thrombosis and Haemostasis. Developmental hemostasis: recommendations for laboratories reporting pediatric samples. *Thrombosis and haemostasis, 2006.* 95, 362–372.

60. M. M. Samama, I. Elalamy, J. Conard, Bases Physiopathologiques, Mécanismes et Facteurs de Risque - Hémorragies et thromboses. *Hémorragies et thromboses-2ème édition, 2009.*

61. C. Heleen van Ommen, S. Middeldorp, Thrombophilia in childhood: to test or not to test. *Semin. Thromb. Hemost., 2011.* 37, 794–801.

62. C. Kozul, F. Newall, P. Monagle, E. Mertyn, V. Ignjatovic, A clinical audit of antithrombin concentrate use in a tertiary paediatric centre. *Journal of Paediatrics and Child Health, 2012.* 48, 681–684.

63. B. Meister *et al.*, Comparison of low-molecular-weight heparin and antithrombin versus antithrombin alone for the prevention of symptomatic venous thromboembolism in children with acute lymphoblastic leukemia. *Pediatr Blood Cancer, 2008.* 50, 298–303.

64. L. Raffini, Thrombophilia in children: who to test, how, when, and why? *Hematology Am Soc Hematol Educ Program, 2008.* 228–235.

65. T.-Y. Wang, H.-J. Yen, G.-Y. Hung, M.-Y. Hsieh, R.-B. Tang, A rare complication in a child undergoing chemotherapy for acute lymphoblastic leukemia: superior sagittal sinus thrombosis. *J Chin Med Assoc, 2011.* 74, 183–187.

66. S. K. Parsons, Asparaginase-associated lipid abnormalities. *Blood, 1997.* 1–11.

67. M. Alhenc-Gelas, M.-F. Ailaud, B. Delahousse, La recherche des facteurs biologiques de risque établis de maladie thrombo-embolique veineuse: état des

connaissances pour la pratique en biologie clinique. *Sang Thrombose Vaisseaux, 2009.* 21, 1–28.

68. L. Mitchell *et al.*, Validation of a predictive model for identifying an increased risk for thromboembolism in children with acute lymphoblastic leukemia: results of a multicenter cohort study. *Blood, 2010.* 115, 4999–5004.

69. U. Nowak-Göttl, V. Janssen, D. Manner, G. Kenet, Venous thromboembolism in neonates and children-Update. *Thromb. Res., 2013.* 131, S39–S41.

70. E. Chalmers *et al.*, Guideline on the investigation, management and prevention of venous thrombosis in children. *British Journal of Haematology, 2011.* 154, 196–207.

71. L. Raffini. Thrombophilia in Children: Who to Test, How, When, and Why? *American Society of Hematology Education Program Book, 2008.* 228–235.

72. P. Giordano, A. Claudio Molinari. Prospective study of hemostatic alterations in children with acute lymphoblastic leukemia. *American Journal of Hematology, 2010.* 85(5), 325–330.

73. Dixit, A., Kannan, M., Mahapatra, M., Choudhry, V. P., & Saxena, R. Roles of protein C, protein S, and antithrombin III in acute leukemia. *American Journal of Hematology, 2006.* 81(3), 171–174.

74. D. Farge, P. Debourdeau, M. Beckers, et al. International clinical practice guidelines for the treatment and prophylaxis of venous thromboembolism in patients with cancer. *J Thromb Hemost, 2013.* jan. 11(1), 56-70.

75. Romana SP, et al. High frequency of t(12 ;21) in Childhood B-lineage Acute Lymphoblastic Leukemia. *Blood 1995.* vol 86, 11, 4263-69.

SERMENT D'HIPPOCRATE

" Je promets et je jure d'être fidèle aux lois de l'honneur et de la probité dans l'exercice de la Médecine.

Je respecterai toutes les personnes, leur autonomie et leur volonté, sans discrimination.

J'interviendrai pour les protéger si elles sont vulnérables ou menacées dans leur intégrité ou leur dignité.

Même sous la contrainte, je ne ferai pas usage de mes connaissances contre les lois de l'humanité.

J'informerai les patients des décisions envisagées, de leurs raisons et de leurs conséquences.

Je ne tromperai jamais leur confiance.

Je donnerai mes soins à l'indigent et je n'exigerai pas un salaire au dessus de mon travail.

Admis dans l'intimité des personnes, je tairai les secrets qui me seront confiés et ma conduite ne servira pas à corrompre les mœurs.

Je ferai tout pour soulager les souffrances.

Je ne prolongerai pas abusivement la vie ni ne provoquerai délibérément la mort.

Je préserverai l'indépendance nécessaire et je n'entreprendrai rien qui dépasse mes compétences.

Je perfectionnerai mes connaissances pour assurer au mieux ma mission.

Que les hommes m'accordent leur estime si je suis fidèle à mes promesses.

Que je sois couvert d'opprobre et méprisé si j'y manque. "

RÉSUMÉ

INTRODUCTION: La fréquence des complications thrombo-emboliques veineuses varie entre 0 et 36% chez l'enfant atteint de LAL, favorisées par des facteurs liés au patient, la maladie leucémique, la chimiothérapie, la présence de voie veineuse centrale. L'existence de thrombophilie biologique sous-jacente pourrait jouer un rôle. Les recommandations pour la réalisation du bilan de thrombophilie dans ce contexte médical ne sont pas validées. L'interprétation de ce bilan est difficile et délicate chez l'enfant. *OBJECTIFS*: Les objectifs principaux étaient d'analyser les anomalies du bilan de thrombophilie, de rechercher des corrélations entre les taux d'inhibiteurs de la coagulation et certains paramètres cliniques et biologiques, de décrire les cas de thrombose veineuse survenus. *MÉTHODES*: Nous avons réalisé une étude descriptive, rétrospective et monocentrique, du bilan de thrombophilie au diagnostic de LAL, chez 109 enfants, au pôle pédiatrique du CHU de BORDEAUX-site Pellegrin, entre le premier décembre 2008 et le trente juin 2013. *RÉSULTATS:* Les 104 patients inclus dans l'étude ont eu un bilan de thrombophilie, incomplet dans 50,9% des cas. 41% des bilans réalisés au diagnostic de LAL, avant L-Asparaginase, montraient des anomalies, non toujours contrôlées ultérieurement. 5 patients ont présenté une thrombose veineuse symptomatique, leur bilan de thrombophilie était normal. *CONCLUSION* : Notre étude nous a permis d'observer et d'analyser différents aspects du bilan de thrombophilie chez l'enfant atteint de LAL. Elle souligne la nécessité de réaliser de nouvelles études prospectives sur des effectifs plus grands afin de répondre aux multiples questions concernant le bilan de thrombophilie chez l'enfant atteint de LAL.

TITRE EN ANGLAIS: Thrombophilia screening at diagnosis of acute lymphoblastic leukemia in children, at BORDEAUX Hospital: a retrospective study in 109 children, between December 2008 and June 2013.

ABSTRACT

The reported risk of venous thrombo-embolism ranges between 0% and 36% in children with acute lymphoblastic leukemia, due to a combination of factors related to the patient, the disease itself, the chemotherapy, the presence of central venous catheter. Thrombophilia abnormalities could be an additional risk factor. Recommendations for thrombophilia testing in this medical context are not validated. Interpretation of these tests is difficult in children.

The aims of this study were to analyse thrombophilia tests abnormalities, to establish correlations between inhibitors and some biological and clinical parameters, to describe venous thrombosis events in our study. This study was a descriptive, retrospective, monocentric study, of thrombophilia testing results, at diagnosis of ALL in 109 pediatric patients, at BORDEAUX Hospital, between December 2008 and June 2013.

From the 104 children included in the study, all had a thrombophilia screening, which was not complete in 50,9% of cases. 41% of all tests, measured before L-Asparaginase introduction, showed some abnormalities, which were not always measured for a second time. Five patients showed a symptomatic venous thrombosis, with normal thrombophilia results. The study was an observation and analysis of several faces of thrombophilia testing in children with ALL. It emphasizes on the necessity of more extensive prospective clinical studies, to answer all the questions about thrombophilia testing in pediatric population with ALL.

DISCIPLINE: **Médecine, DES de Biologie médicale, Hématologie**

MOTS-CLÉS: enfant, bilan de thrombophilie, leucémie aiguë lymphoblastique, L-Asparaginase, thrombose veineuse, inhibiteur de la coagulation

U.F.R: **Université Bordeaux 2 - Victor Segalen - UFR des Sciences Médicales**

 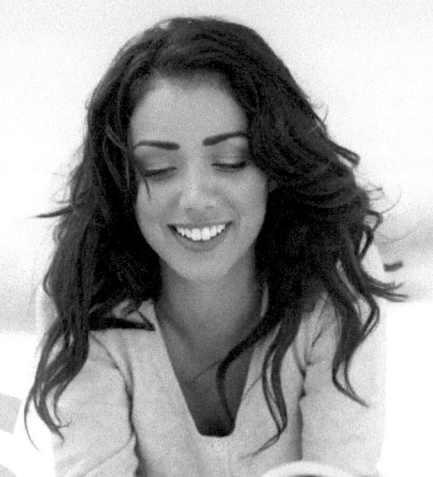

i want morebooks!

Buy your books fast and straightforward online - at one of the world's fastest growing online book stores! Environmentally sound due to Print-on-Demand technologies.

Buy your books online at
www.get-morebooks.com

Achetez vos livres en ligne, vite et bien, sur l'une des librairies en ligne les plus performantes au monde!
En protégeant nos ressources et notre environnement grâce à l'impression à la demande.

La librairie en ligne pour acheter plus vite
www.morebooks.fr

OmniScriptum Marketing DEU GmbH
Heinrich-Böcking-Str. 6-8
D - 66121 Saarbrücken
Telefax: +49 681 93 81 567-9

info@omniscriptum.de
www.omniscriptum.de

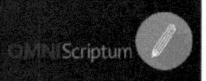

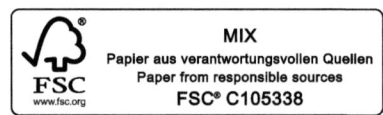

Printed by Books on Demand GmbH, Norderstedt / Germany